YANGHAO QIXUE NIANQING 20 SUI

养好气血年轻20岁

U0241486

杨力 主编　中国中医科学院教授、博士生导师
中央电视台《百家讲坛》特邀专家

中国纺织出版社有限公司

图书在版编目（CIP）数据

养好气血　年轻20岁 / 杨力主编 ． --北京：中国
纺织出版社有限公司，2022.3
ISBN 978-7-5180-9127-0

Ⅰ．①养… Ⅱ．①杨… Ⅲ．①补气（中医）—基本知识
②补血—基本知识 Ⅳ．① R243 ② R254.2

中国版本图书馆CIP数据核字（2021）第223919号

责任编辑：傅保娣 责任校对：高 涵 责任印制：王艳丽

中国纺织出版社有限公司出版发行
地址：北京市朝阳区百子湾东里A407号楼 邮政编码：100124
销售电话：010—67004422 传真：010—87155801
http://www.c-textilep.com
中国纺织出版社天猫旗舰店
官方微博 http://weibo.com/2119887771
天津千鹤文化传播有限公司印刷 各地新华书店经销
2022年3月第1版第1次印刷
开本：710×1000 1/16 印张：12
字数：194千字 定价：49.80元

凡购本书，如有缺页、倒页、脱页，由本社图书营销中心调换

扫一扫，看视频

养好气血，美丽又健康

气血是生命之本，其中，气是生命之源，正如《易经》所说："天地氤氲，万物化生。"《黄帝内经》也说："天地合气，命之曰人。"血是生命之母，气血都是生命的最基本物质。气血又是相辅相成的，气为血之帅，气行则血行；血为气之母，血行则气至。气能生血、行血、摄血；血能养气、生气、载气。气血对生命具有化生、滋养和卫御作用。

气血失养的人，面色萎黄和苍白；气血失调的人，乏力多病少精神。《黄帝内经》也指出："血气不和，百病乃生。"足见气血对生命的重大意义。因此，养护气血就是养护生命。

本书从养护气血的原则、方法入手，结合食物、药食同源、针灸、运动等，全方位地帮助人们滋养调理气血，从而达到既美丽不生病，又健康长寿的目的。因此，将本书推荐给大家，愿与广大读者共享。

最后，祝14亿中国人健康长寿100岁！

杨力

2021 年 8 月 21 日

目 录

绪论　养生先养气，养颜先养血

气和血，生命的两大能量源　9

血是气之根，血足才能气旺　10

养血补阴，女人才能有好身体、好气色 11

胖补气，瘦补血，不胖不瘦靠调理　12

第一章　养气血，气血足气色就好

气血足，女人才能貌美如花　14

为什么女人最容易"气血两虚"　14

35 岁：女性变虚的一道坎　15

避开湿邪，女人才能气血调和不虚亏　17

驱寒保暖是养护气血第一要务　18

秋燥伤人，滋阴润燥很重要　19

大病容易盯上气滞血瘀的女人　20

最容易气血不足的 4 种女人　21

气虚的女人易疲劳，补气益虚添精神　22

女人为什么会气虚　22

你气虚吗　23

女人补气虚的关键：健脾和胃　24

黄牛肉赛黄芪，女人补气好伴侣　25

人参童子鸡，补气安神、养血美颜　26

推拿气海、关元穴，让身体元气充沛　27

血虚的女人更易老，养血补阴气色好　28

女子以血为本，血足皮肤才红润　28

血虚和贫血是不是一回事　29

血虚"三联征"：面色苍白，头晕目眩，

　　月经不准　30

四物汤，女人补血第一汤　31

八珍糕，明代大医的补血秘方　32

扫一扫，看视频

第二章　脾胃是气血的"工厂"，气血充足全靠它

气血决定容颜，脾胃决定气血　34
脾胃气血充盈，女人才能面如桃花　34
养好脾胃，脸上色斑不见了　35
养好脾胃，女人不变胖不衰老　36
当心湿寒伤脾，燥热伤胃　37
忧思伤脾，女人 30 做减法，宽心
　　幸福女人花　38
脾胃这样养，女人气血足、容颜姣　39
温热食物养脾胃，暖胃更暖心　39
粥膳养生，把脾胃补得暖暖的　40

艾灸脾经，女性脾旺气血足　41
脾胃虚弱，记忆力下降，按摩手心
　　效果好　42
晨起小动作，既可热身又能健脾暖胃　43
用对补脾胃小验方，气血不亏损　44
薏米冬瓜汤，健脾利湿防肥胖　44
百合银耳雪梨粥，护脾养肺能除燥　45
姜红茶，暖脾胃活血功效好　46
"四宝糊"，健脾丰胸可喝它　47
何首乌乌发粥，补脾固肾效果好　48

第三章　疏肝养血，颜值高、心情好、生病少

疏肝理气，不生气才能少生病　50
女性 90% 的病是憋出来的　50
如何判断自己是不是肝气郁结　51
一生气胃就难受？既要泄肝火，又要
　　养胃阴　52
喉咙总有异物感，是什么原因　53
女人经常生气，容易乳腺增生　54
玫瑰花泡茶喝，疏肝理气更美丽　55
红枣菊花粥，调理气血通乳络　56
情绪不佳、总想发火，喝一碗砂仁
　　陈皮粥　57
佛手疏肝理气，女人心静肝气顺　58
肝气郁结，可以用罐拔掉　59

肝气郁结导致的失眠，泡脚就能解决　60
补养肝血，是养颜的最高境界　61
女人以肝为先天，养好肝，气色好　61
女性是靠血养的，不亏血才健康　62
肝血不足的女性有哪些表现　63
黑木耳猪肝汤，活血化瘀消除黑眼圈　64
皱纹悄悄爬上脸，喝玫瑰红枣枸杞茶　65
减少眼部皱纹，每天做面部指压法　66
桃花泡茶喝，瘦腰养颜一举两得　67
脸上出现黄褐斑，艾灸就可以赶走　68
左边脸上起痘痘，可以吃苦瓜　69
桑葚蜂蜜令头发乌黑亮丽　70

不变丑、少生病，解开心里的疙瘩很重要 71

有什么样不良情绪，就容易得什么疾病 71

肝气郁结不是一个人的问题，而是一家人的问题 72

女性防治"心病"的五条捷径 73

有了百合山药鳝鱼汤，"抑郁"不再是烦恼 74

心情郁闷，掐掐腋窝及胸大肌 75

缓解焦虑，先放松肌肉 76

第四章　气血不足，常见病就会找上门

手脚冰凉　补一补气血，不做冷美人 78

阳虚体寒：引起手脚冰凉的根本原因 78

防手脚冰凉宜吃食物 78

按压阳池穴，预防手脚冰凉 78

食欲不振　脾胃不受伤，吃饭才会香 80

脾胃虚寒：引起食欲不振的根本原因 80

防食欲不振宜吃食物 80

点按中脘穴，预防便秘 80

胃脘痛　打通气血，改善胃腑环境 82

气虚脾弱：引起胃脘痛的根本原因 82

防胃脘痛宜吃食物 82

按压胃俞穴，预防胃脘痛 82

便秘　补中益气，一通百通 84

血虚津亏：引起便秘的根本原因 84

防便秘宜吃食物 84

按压支沟穴，预防便秘 84

腹泻　温暖脾胃，泻立停 86

脾胃虚寒：引起腹泻的根本原因 86

防腹泻宜吃食物 86

按揉神阙穴，预防腹泻 86

贫血　祛除脾胃寒气，促进气血生发 88

脾胃虚寒：引起贫血的根本原因 88

防贫血宜吃食物 88

按揉膈俞穴，预防贫血 88

感冒　去除表邪，感冒除 90

体虚邪入：引起感冒的根本原因 90

防感冒宜吃食物 90

按揉大椎穴，预防感冒 90

鼻炎　鼻子不灵，要疏通气血 92

气血瘀滞：引起鼻炎的根本原因 92

防鼻炎宜吃食物 92

按揉迎香穴，预防鼻炎 92

乳腺炎　气血调和，乳脉不痛 94

肝气郁结：引起乳腺炎的根本原因 94

防乳腺炎宜吃食物 94

按揉乳根穴，预防乳腺炎 94

盆腔炎　健脾利湿，调理气血 96

脾虚体寒：引起盆腔炎的根本原因 96

防盆腔炎宜吃食物 96

按揉肾俞穴，预防盆腔炎 96

第五章　女性四大生理周期，气血调理很关键

经期气血足，月经顺畅烦恼少　100
月经结束后的 7 天，是女性补血的
　黄金周　100
"大姨妈"总姗姗来迟，喝山楂红糖
　水祛寒散瘀　101
经量稀少，黑木耳核桃仁粥能改善　102
经期乳房胀痛，喝玫瑰花陈皮茶　103
经期下腹冷痛，吃红糖艾叶水煮鸡蛋　104
经期腰部冷痛，隔姜灸神阙穴　105
经期头痛，用红酒煮苹果通经止痛　106
轻松缓解宫寒痛经的小窍门　107
孕期补气血，精心孕育小生命　108
女人的胎孕生产，都与脾胃密切相关　108
宫寒的女人难受孕　109
宫寒引起的怀孕困难，用阿胶糯米粥
　补血暖宫　111
妊娠呕吐不想吃饭，用甘蔗姜汁来
　止呕　112

赤小豆鲤鱼汤，有效去除妊娠水肿　113
孕期烦躁，喝莲子银耳汤清心除烦　114
产后气血不亏，月子病不打搅　115
女性产后第一件事：排瘀血　115
产后体虚，喝参麦茶来调理　116
坐月子补血，南吃小米北吃鸡　117
产后缺乳，木瓜炖鲫鱼通经络　119
产后腰痛，喝肉桂山药栗子粥缓解　120
产后排尿异常，莴笋海蜇皮好吃又
　利尿　121
更年期补足气血，顺利度过这道坎　122
更年期是女性的一道坎　122
沙参玉竹老鸭汤，缓解更年期不适　123
更年期易失眠，心脾同养才能睡得香　124
更年期易脱发，按揉头顶百会穴能
　预防　125
如何消除不良情绪　126

第六章　补气血明星食物，吃出年轻态

滋养强体的谷豆
小米　补元气　128
糯米　补气暖胃的佳品　130
补气益血的蔬菜
菠菜　养血通血脉　132
丝瓜　活血通络，润肤养颜　134
山药　滋阴补阳，强壮身体　136
黑木耳　补血冠军　138

血肉有情之品
黄牛肉　气血双补　140
乌鸡　补肝肾、益气血的"黑心宝贝"　142
生津活血的果品
荔枝　生津益血，使面色红润　144
桃子　补心活血长寿果　146
核桃　补肾固精，健脑养血　148
红枣　日啖三颗枣，一生不显老　150
专题　容易耗伤气血的食物速查　152

第七章 养气血常用中药，药食同源靓颜值

补气类中药 154

人参 大补元气，强壮身体 154

西洋参 补气养阴 156

黄芪 补一身之气 158

白术 健脾益气，帮助消化 160

补血类中药

当归 补血活血 162

阿胶 滋阴润肺，补血 164

熟地黄 滋阴补血，护肤养颜 166

何首乌 益精血，乌须发 168

白芍 养血调经，解痉止痛 170

专题 家庭必备养气血常用中成药 172

第八章 人体自有"特效药"，按按捏捏让气血活跃

12 经络气血运行时间和保养方法 174

补气养血穴位 177

气海穴：补气第一要穴 177

关元穴：补益元气，强身健体 178

涌泉穴：益精补肾，滋养脏腑 179

血海穴：补血找血海 180

三阴交穴：调和气血，养肝补肾 181

足三里穴：补益气血，培补元气 182

第九章 学会动一动，全身气血畅通，活力无限

传统中医养生法 184

金鸡独立，补肾虚、强健四肢 184

鸣天鼓，抗衰老、补气血 185

拉筋，让身体阳气充沛 186

鹤戏，让女人气色好、体态充盈 187

补气血特色小动作 188

上举托物，让心脏气血充沛 188

保肝指压法，给肝脏减负 188

晨起梳头弹脑，保护"诸阳之首" 189

上班途中，昂首＋阔步＋扩胸 190

工作间隙做做操，一天有精神 191

夜晚躺下动动足趾，健胃祛体寒 192

气和血，生命的两大能量源

气血是人的后天之本，人体的五脏六腑、骨骼经络，乃至毛发、皮肤都必须依靠气血的滋养，没有气血就没有生命。只有气血充足、通畅，我们才能百病不生。

人体里的气血类似于汽车里的汽油

打个形象点的比方，气血类似于汽车里的汽油，如果汽油加满，汽车就能正常行驶；如果汽油不够，汽车就不能正常行驶。

气血畅通、充足与否，成为衡量一名女性能否颜值靓、身体好的关键。如果一名女性长期工作劳累、生活不规律，就必然会导致气血不足，能供给五脏六腑的动力和能量也会不够，脏腑为了维持正常的生命活动，必须超负荷运转，时间一长就会出现损伤，经络不通、脏腑功能减弱，生病。

气血足，百病除

只有气血充足，才有利于全身经络的通畅，有了充足的气血和畅通的经络，身体的脏腑才能得到更好的濡养，使其功能强健起来。气血充足、经络畅通、脏腑功能强大，身体就会有一个很好的内部环境和强大的免疫体系，既可以及时清理内部的毒素，又能够抵御外来的因素。

《黄帝内经》中人生每 10 年气血变化情况

年龄	气血情况
10 岁	五脏始定，血气已通
20 岁	血气始盛，肌肉方长
30 岁	肌肉坚固，血脉盛满
40 岁	腠理始疏，荣华颓落
50 岁	肝气始衰，目始不明
60 岁	心气始衰，血气懈惰
70 岁	脾气虚，皮肤枯
80 岁	肺气衰，魄离
90 岁	肾气焦，四脏经脉空虚
100 岁	五脏皆虚，神气皆去

养生先养气，养颜先养血

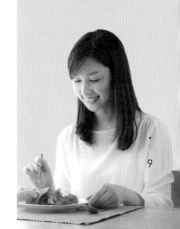

血是气之根，血足才能气旺

扫一扫，看视频

如果将身体比作一棵树的话，那么气就是阳光，而血就是养料，气和血都是身体的能量来源。那么，气和血之间又有着什么样的关系呢？

"气为血之帅""血为气之母"

气和血之间的关系，可以用两句话来概括："气为血之帅""血为气之母"。也就是说，气可以统帅血，而血又能生成气，气和血是互相依存的。

气能行血、摄血，并参与血的生成。血不能自己流动，必须由气来推动才可以流动，也正是有气的作用才能保证血在血脉里流动而不跑到外面去。

血为气之母，意思就是血是气的载体，并为气提供充足的营养。气必须依附于血才能存在体内，如果没有血作为气的依附，就会发生气脱，那气也会散了。

女性的生理活动，必须有充足的血作为支撑

对于女性来说，各项生理活动的进行都必须有充足的血作为支撑，月经、怀孕、哺乳等更是极其耗血，这就是我们常说的女子"以血为用"。血和气的紧密关系又决定了血足才能气旺，才能有红润的气色，保证月经的正常。

生活中，很多爱美的女性时常抱怨自己的皮肤粗糙、长斑、松弛、老化，还为掉发苦恼，她们为了美容，经常依赖各种化妆品或到美容院修整，其结果往往徒劳无功。其原因是她们没看清病因，实际上，这些症状主要是气血失衡引起的。因为血虚而导致气弱，气不能将血液及时输送到皮肤，皮肤缺少了营养滋润，就会粗糙、松弛、老化。而且，当气的力量不能够推动血液循环时，血的运行会渐渐变慢。于是，一些血液就会在皮肤某个地方停止，时长日久形成色素沉积，就会长斑。发为血之余，气血失衡，头发自然就会脱落。所以，要想真正的美容，就要从调理气血开始。一个人只有气血平衡了，面色才会好看，既健康又美丽。

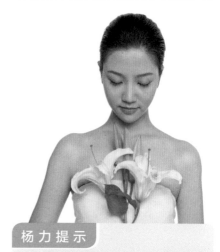

杨力提示

为什么女性在 30 岁以后，要注重滋阴补血

阴血对于女性的身体来说，就像是肥料和水，只有阴血充足，才能够滋养脏腑、皮肤、毛发，由内而外都表现出阴血充足，自然也就能有好身体和好气色。

养血补阴，女人才能有好身体、好气色

《黄帝内经》说："妇人之生，有余于气，不足于血，以其数脱血也。"这句话的意思是说，相对于男性，女性生来就是气有余而血不足，加上各种因素对阴血的耗损，就更容易阴血不足了。因此，女性在身体调理上更应注重阴血的养护。

阴血不足是怎么回事

我们常说的阴是指人体的阴血，而阴与血也是能够互相转化的，血虚时也会出现阴虚的症状，阴虚也会有血虚的表现。中医认为，女人以血为本，只有血足了，面色才会红润，头发才会有光泽，精神也才会饱满。女人天生就爱美，如果阴血不足，会极大地影响美丽。一旦阴血不足，就会变得异常憔悴，皮肤枯槁，面色苍白，头发也会干枯。

而女人到了30岁，气血逐渐开始衰退，而月经、怀孕、生产、哺乳等也损耗了身体内的阴血。这时，如果不注意滋阴养血，又加上劳倦、情志损伤，就容易出现阴血不足的症状。

除了面色、皮肤、头发等直接变化外，肝经失去血的濡养，会引起指甲干裂、视物模糊、手足麻木；精血同源，血的不足又会引起肾精不足，从而导致健忘、心悸、失眠多梦、精神恍惚。

阴血不足怎么补

对于阴血不足的女性朋友，建议常喝阿胶猪肉汤。阿胶是由驴皮熬制成的胶，能补血滋阴、润燥、止血。它滋阴补血的效果很好，是女性常用的滋补品，而且可以防止皮肤的老化，促进新陈代谢，增强机体免疫力。

养血润燥
阿胶猪肉汤

材料　猪瘦肉 100 克，阿胶 10 克。
调料　盐适量。
做法
❶ 猪瘦肉洗净，切小块；锅内倒入适量水，大火烧开，下入肉块，煮约 2 分钟，捞起备用。
❷ 将猪肉放入炖盅，加适量水，用小火炖熟后，放入阿胶炖化，用盐调味即可。
功效　猪肉可补肾滋阴，与阿胶搭配，益气养血功效更佳。

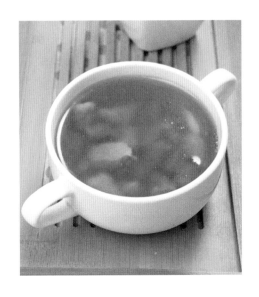

胖补气，瘦补血，不胖不瘦靠调理

中医认为，"胖人多气虚，瘦人多血虚。"这是什么原因呢？气虚之后，人体内气的运动就没有了力量，气化功能就会减弱。气化功能减弱，脂肪和其他杂质便不能得到正常代谢，于是人就会发胖。血虚火就旺，火就是多余的气。瘦人体内的气太多、太足了，超出了正常范围，这必然会给身体带来麻烦。例如，我们身体经过正常的气化过程应该达到 50 千克左右，但瘦人因为"气化能力"太强，又多化掉了 20 千克的体重，因此，他们自然会消瘦。

从中医理论上说，胖人大多阳气偏虚，体内有痰有湿，动作较缓，不太喜欢活动，活动时容易肢体疲乏困重，这类人容易患动脉硬化、卒中、冠心病等疾病。瘦人则往往阴虚火旺，敏捷好动，有时容易亢奋冲动，易患失眠、口腔溃疡等疾病。

● 胖人易气虚，健脾益气是虚胖之人补本的方法

胖人可以吃一些补气健脾的食物，如冬瓜、白萝卜、黑木耳、山药等。其中白萝卜含有辛辣成分芥子油，具有促进脂肪类物质更好的新陈代谢的作用，可避免脂肪在皮下堆积；冬瓜中的营养成分少，但可以去掉体内过剩的脂肪，通便作用较强，脾虚湿重的胖人可以适当多吃。同时还要加强体育锻炼。

● 瘦人多阴虚火旺，故应进补养阴滋液的食物

瘦人应常选用百合、蜂蜜、苦瓜等滋阴降火的食物，不要过量食用辣椒、八角、桂皮等辛香、辛辣的食物，少吃煎炸爆炒及性热上火的食物。

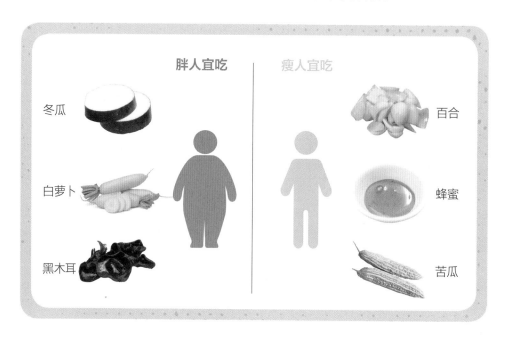

胖人宜吃　　瘦人宜吃

冬瓜　　　　　　　　　　　　　　百合

白萝卜　　　　　　　　　　　　　蜂蜜

黑木耳　　　　　　　　　　　　　苦瓜

第一章

养气血，
气血足气色就好

气血足，
女人才能貌美如花

扫一扫，看视频

为什么女人最容易"气血两虚"

年轻、美丽、健康，是成就完美女人的三大标准。但现实生活中，有 85% 的女性都显老。女人如花，就像鲜花需要阳光、水和肥沃的土壤一样，容貌的养料源自身体内部。容颜易老不过是表面现象，其实反映出女人整个身心功能的衰退。

· 女性最容易"气血两虚"

俗话说，十个女人九个虚。高强度的现代生活，再加上经、孕、产、乳等大量失血会导致女性长期的"血虚"体质。中医认为"血为气之母"，血虚逐渐加重就会成为"气血两虚"。气血两虚最容易耗伤肾精，从而形成"气血肾"三虚，引发各种病症。

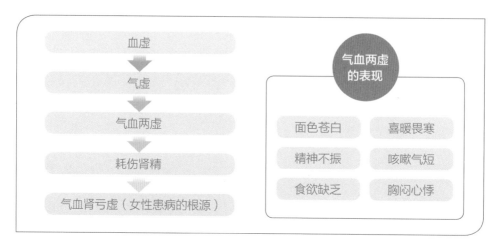

· 气血不虚，女人才能貌美如花

中医美容学认为，人体的美是建立在脏腑经络功能正常、气血津液充足的基础上的。只有调补好身体气血，以内养外，肌肤才会健康青春。换句话说，只有身体气血充沛，女人才能貌美如花，也就是中医上常说的"有诸内者，必形诸外"。"将相之和，国之始兴，气血之谐，人之悦色"，将气血比之为将相，气血通畅是女人健康美丽之本。

35 岁：女性变虚的一道坎

《黄帝内经》认为，"七"是女人一辈子的数，每一个"七"岁都是女人生理变化的周期。其中谈到女人"五七"，说：女子五七，阳明脉衰，面始焦，发始堕，意思是说女人到了35岁，面色开始黯淡，头发也开始脱落，体质逐渐变虚弱了。

▪ 女性以"七"为一个基础周期

人们对夫妻年龄的传统认识，都是妻子比丈夫小。"女小男大"这个传统其实是很符合医理的，因为女性的生命周期比男性短，所以女性也会比男性早老几年。中医典籍《黄帝内经》记载如下。

女子七岁 肾气盛，齿更发长 （开始换牙齿）	**二七（14岁）** 天癸至，任脉通，太冲脉盛，月事以时下，故有子 （来月经，能生育）	**三七（21岁）** 肾气平均，故真牙生而长极 （发育更加完善）
四七（28岁） 筋骨坚，发长极，身体盛壮 （骨骼结实，黑发茂密）	**五七（35岁）** 阳明脉衰，面始焦，发始堕 （面色开始黯淡，头发开始脱落）	**六七（42岁）** 三阳脉衰于上，面皆焦，发始白 （面色灰黯，头发开始变白）

可见，女性以"七"为一个基础周期。作为7的倍数，35岁是女性的一道坎。男性以"八"为周期，所以比女性衰老得慢。

▪ 女人是怎样慢慢变老的

中医认为，女人到了35岁的时候，阳明脉开始衰弱。阳明脉包括手阳明经和足阳明经，面部、胸部和腹部都是阳明脉经过的部位，这些地方的经脉气虚、衰弱了，自然会影响面部、胸部和腹部的状况，女人开始出现面容憔悴、面色发黄、头发脱落等症状。

· 体虚的女人，35岁就变成"黄脸婆"

"黄脸婆"的问题和"阳明脉衰"有直接关系。过了35岁，女性的阳明经气开始走下坡路，憔悴、皱纹的出现都与此有关。阳明脉是脾胃之经，黄色是它对应的颜色。这条经脉出现问题，面部就会呈现黄色，所以体虚女人的"黄脸婆"时期往往从35岁开始。

· 35岁养颜抗衰，补虚胜于化妆品

一个女人的身体变得虚弱，她就会慢慢变老，这时任何化妆品都不能掩饰她行将衰老的面孔。抵抗衰老，必须从根上找原因，这就需要补虚。补虚，除了可以吃山药、红枣、板栗、蜂蜜、乌鸡、牛肉等补气血的食物之外，还可以经常拍打足阳明胃经。

拍打足阳明胃经的方法：上午7～9点，沿着足阳明胃经的循行路线，从上至下拍打5～10分钟。此方法可以畅通周身气血，促进脾胃运化，补益体虚。

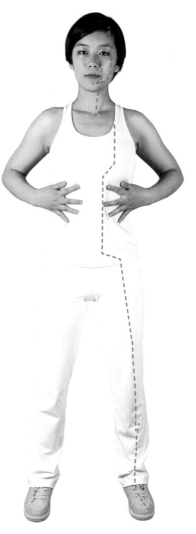

经常拍打足阳明胃经，抵抗衰老胜于任何化妆品

杨力提示

让35岁美女冻龄的小妙招

35岁后不能过食生冷食物，否则会直接损伤脾气；养成坚持锻炼的好习惯。年轻人可能没有时间专门来锻炼，那至少要抓住所有可以运动的机会，例如，距离不远的话，走路上班；尽量不乘电梯，可选择走楼梯。

避开湿邪，女人才能气血调和不虚亏

中医认为，导致女性不健康的湿邪有外湿和内湿两种，而对湿邪最敏感的是脾，湿邪侵犯脾，脾失健运，是湿邪致病的主要原因。

▪ 湿邪是如何侵犯人体的

外湿多因为气候潮湿、涉水淋雨或居住在潮湿的地方等原因引起。湿气为长夏主气，在夏天和秋天交界的时候，阳气下降，就会导致水气上升，空气就会异常潮湿，这也是一年中湿气最盛的季节，这时候也特别容易被湿邪侵犯，导致各种疾病的发生。

内湿主要是因为脾气虚弱，脾虚运化水湿不利，水湿停聚，从而造成湿浊内生，导致一系列疾病。

▪ 湿邪侵体有哪些表现症状

湿邪是阴邪，具有重着、黏滞的特点，因此如果长时间居住在潮湿的地方或涉水淋雨的话，很容易出现头重如裹、全身困重、四肢酸懒、大便稀溏不爽、小便浑浊短涩、尿少，甚至水肿等症状。湿邪困脾，脾气就会虚损。因为脾为后天之本，脾气虚，自然也会影响到气血，容易使人面色晦暗，而女性朋友还可能会出现白带过多、湿疹等症状。

▪ 日常祛湿怎么做

不管是内湿还是外湿，它的直接致病原因都是脾失健运，因此健脾能够达到祛湿的效果。我们可以在平时吃一些健脾的食物，如薏米、陈皮、山药、红枣、扁豆等。

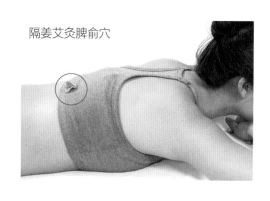

隔姜艾灸脾俞穴

此外，还可以艾灸脾俞穴。脾俞穴在下背部，第 11 胸椎棘突下，后正中线旁开 1.5 寸处。隔姜艾灸脾俞穴，有健脾去湿的功效。

方法：选择新鲜的生姜，切成 0.3 厘米厚的姜片，在姜片上扎小孔。把姜片放在脾俞穴上，然后把艾炷放在姜片上，点燃，小心施灸 10～20 分钟。

驱寒保暖是养护气血第一要务

常言说："水做的女人"，水本身属于阴寒之物，再遇上寒气侵袭，更是"寒上加寒"。中医认为，寒为"六淫"之一。寒邪总是会像贼一样悄悄潜入女性身体。寒入肌肤，皮肤就会显得粗糙；寒入四肢，就会觉得四肢冰冷；寒入筋骨，就会引发各种关节疼痛性疾病……寒气阻滞气血通畅，不仅影响容颜，还会落下病根。所以，女人要养颜养命，学会驱寒很重要。

女人学会驱寒并不难，三个简单小方法就能做到。

▪ 1 把花椒

花椒是一种不错的祛寒药。花椒性温，能够祛除五脏六腑之寒，而且能通血脉、调关节，泡脚时加 1 把花椒，有很好的驱寒功效。

▪ 2 碗汤

南瓜山药汤抗寒。南瓜、山药都是温性食物，经常喝能够补益身体，抵抗寒气对人体的侵扰。

酸辣汤驱寒。受寒引发的头痛，可喝酸辣汤。酸辣汤中有胡椒粉，可开胃行气。

▪ 3 个小动作

每天快走 30 分钟。中医认为"动则生阳"，每天快走 30 分钟，能够促进血液循环，加强新陈代谢，有助于改善手脚冰冷的毛病。

推揉腹部。身体小腹部最容易积聚寒气，所以女性要驱寒可从小腹部入手，保持小腹部温暖，寒气自然就会消除。

捶捶背。背部有很多经络，捶背简单方便，经常捶背能够舒筋活血，使血脉通畅，使身体暖起来。

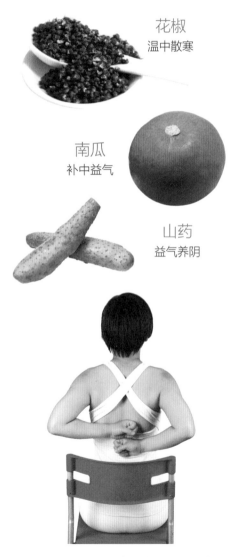

花椒
温中散寒

南瓜
补中益气

山药
益气养阴

捶背可以舒畅胸中之气，通脊背经脉，有健肺养肺的效果

秋燥伤人，滋阴润燥很重要

秋季燥字当令，如果干燥的程度太过，就容易形成"燥"邪，肺容易受到燥邪损伤。肺又主皮毛，燥气伤肺，从而影响皮肤。因此，秋天滋阴润燥很关键。

▪ 银耳是秋季滋阴润肤的佳品

秋季吃银耳，是滋阴润燥的好方法。银耳润而不寒、甘而不腻、补而不滞，适合秋季的平补原则。将银耳制成银耳羹，滋阴润肺效果更佳。具体做法：将银耳撕成小块，水发 1 小时左右。食用时取适量发好的银耳、适量冰糖（糖尿病患者可不加冰糖），加水烧开，煮至黏稠即可。也可以加梨、百合、红枣、枸杞子等，滋阴润肺效果更好。

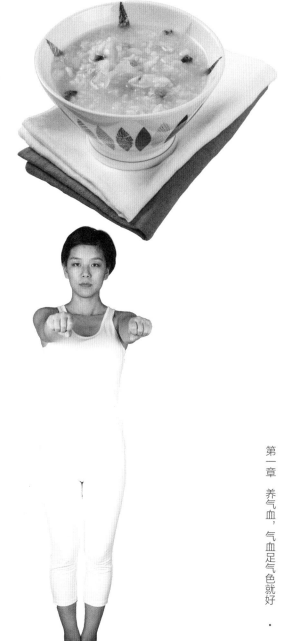

▪ 常做深呼吸，可养阴润肺

深呼吸可以帮助人体吐出浊气，吸入新鲜氧气，改善肺部气血循环，让气血多流通，增加血中的氧气，以促进有氧代谢，增强免疫力，加快对肺部细胞的修复，达到润肺的目的。

具体动作要领：伸开双臂，尽量扩张胸部，然后大口吸气，大口呼气。

杨力提示

秋季早晨很适合锻炼

秋季的早晨是锻炼的最佳时间。秋季的早晨气候较适宜，天高气爽，令人心旷神怡。早起选择清幽的地方晨练，有益于身体健康。秋季早起晨练，不仅能呼吸新鲜空气，享受着大自然的美，还能够锻炼身体，一举两得。

大病容易盯上气滞血瘀的女人

中医认为，气滞血瘀是妇科疾病的重要原因之一。女性以血为用，这是因为女性的月经、怀孕、生产、哺乳等生理活动都必须依赖于阴血。如果因为身体内的病灶或长期饮食不节制，出现了阴虚津亏、气滞血瘀，不仅会引起脏腑功能和气血失调，还会直接或间接影响冲、任二脉和子宫，从而导致各种疾病产生。

· 气滞血瘀，会给女性带来什么影响

我们经常会说到气滞血瘀，其实这还传递着气滞与血瘀之间的因果关系，气能行血，如果气滞，那么血不能行，发展到一定程度就会出现血瘀的情况。气滞是原因，血瘀是结果。那么气滞血瘀会对女性造成什么样的影响呢？

气滞会造成胸胁胀痛，消化不好，人也会容易抑郁。缺乏气的支撑，容易出现血瘀的情况。血瘀则更为严重。女人以血为用，气机郁结，瘀阻胞宫，就会导致各种病症，如痛经，皮肤干燥粗糙，甚至造成闭经、崩漏等。

· 如何判断自己是不是气滞血瘀

要想判断自己是不是气滞血瘀，可以根据两大方面：情绪和身体。下面这些情绪和身体发出的信号，大家可以自行对照。

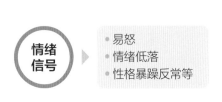

- 易怒
- 情绪低落
- 性格暴躁反常等

- 夜梦多
- 失眠
- 晚上坐卧不安
- 不明原因的干呕和呃逆
- 心脏不适
- 头痛头晕
- 长期胸痛
- 睡到天亮时总会出汗
- 夜晚发热等

· 血府逐瘀汤泡脚，调理气滞血瘀

在中医里，有一个专门调理气滞血瘀的方子，叫"血府逐瘀汤"，是清朝名医王清任发明的。方子如下。

材料： 当归9克，生地9克，桃仁12克，红花9克，枳壳6克，赤芍6克，柴胡3克，甘草3克，桔梗5克，川芎5克，牛膝8克。

用法： 将药熬好，然后分成两份，早、晚兑入温水，泡脚，一天泡两次，每次泡20分钟。晚上泡脚，一定要和入睡时间间隔1小时以上。工作繁忙的人，晚上泡一次也是可以的。

温馨提示： 泡脚时不要空腹，且孕妇忌用。

最容易气血不足的 4 种女人

节食的女性

节食的女人，只吃青菜水果，而青菜水果性寒凉的居多；怕脂肪不敢吃红肉，其实红肉是女性的恩物，尤其是牛肉和羊肉，含大量铁质，有利于预防贫血。贫血的女性脸色会变得苍白或萎黄。

女白领

女白领每天上班对着电脑，下班对着手机，穿高跟鞋不喜欢运动。因为坐的时间长，血就会淤积在小腹部。不流动的血积压在盆腔，就容易出现炎症。一旦有炎症，脸上就容易长黄褐斑。

爱美的女性

爱美的女性，通常着装会薄透露，还会用束身内衣将腰束得很紧。这看上去是美观了，但束得过紧，生殖系统的血液供应不足，人体就会感觉冷，冷就容易长出赘肉。

爱吃冷饮的女性

有很多女性以为长痘痘是上火，就喜欢喝冷饮。这样做，只能是徒劳无益。其实，许多长痘痘的女性不是因为阳气过旺，而是因为阴虚，阴不能涵阳，与其损伤阳气，不如滋阴。滋阴补血可以适当吃一些银耳、红枣，以御寒暖体、缓解虚寒。

气虚的女人易疲劳，补气益虚添精神

女人为什么会气虚

气虚是人体元气不足而导致的一系列症状。现在社会节奏加快，很多年轻女性的压力越来越大，导致这一群体气虚的人越来越多。气虚是什么原因引起的呢？

▪ 气虚常是先天不足

中医认为，人体的"气"指的是与人的健康密切相关，为人体所不能离开的一种基本物质。究竟气从何来呢？一般来说，气有三种来源：第一种源自父母的先天精气，也就是我们常说的"元气"，它藏在肾中；第二种是自然界中经肺吸入的清新空气，也就是"宗气"，它积聚在胸中；第三种通过饮食获得，由食物生化而形成的精气，行于脉中的叫"营气"，行于脉外的叫"卫气"。

人体几种气中最基本的就是元气，即父母的先天之气。例如，孕妇在怀孕时，如果营养不良或早产，那么生出来的宝宝气虚的可能性就大。

▪ 脾肺不足易气虚

脾居中焦，主运化，司升清，统血行。肺主气，司呼吸。脾肺不足容易导致脾肺两虚，体现为气虚的特征。肺气虚，则其主宣降、司呼吸、调节水液代谢、抵御外邪的作用就会减弱，出现短气自汗、声音低、咳嗽气喘等。

▪ 生气可导致气滞气虚

经常生气，会极大地耗伤阴血，从而损伤阳气。女性朋友都有体会，愤怒时，会手足冰凉、汗毛竖起、肌肉收缩、全身发抖。长期精神抑郁或发怒，会过多消耗人体宝贵的精气神，从而引发多种疾病，甚至缩短寿命。

> **杨力提示**
>
> **女性气虚，可以用归脾丸补气**
>
> 气虚调理的方法在于补气，可以吃一些人参制品，而中成药可以服用"归脾丸""人参归脾丸"。这两种药在中医里常被划为养血的方子，其实它们是气血双补的，尤其适合气虚的女性。按照说明书服用就可以。

你气虚吗

气虚的女人体形多虚胖或偏瘦，气短懒言，精神不振，容易疲劳，爱出汗，易头晕，记忆力差。有些人总爱叹气，并非因为悲观，而是因为气不足，体内的气提升不上来，只能用大口叹气的方式努力提气缓解。这样的人肺活量很小，平时说话轻声细语，而且比较胆小。

▪ 经常憋闷，喘不上气

气虚的女人经常感到全身倦怠乏力，精神不振，头晕耳鸣，时常感觉憋闷，喘不上气来。

▪ 为何会造成气虚

一方面，许多女人工作压力很大，睡眠不足、休息不好，加上沉重的心理负担，时间一久，身体抵抗力变差，气虚也伴随而来，人也就容易受到外邪侵袭而感冒。

▪ 气温稍变化就会感冒

每到换季降温的时候，有些女人就会被感冒盯上，而且会反复出现感冒症状。事实上，这是由人体卫气不足引起的。

卫是保卫、守卫的意思。卫气就是人体的保卫屏障，一旦卫气不足，气的防御功能就会减弱，人就很容易受到外邪侵犯。

自查！
你气虚吗

▪ 一活动就出虚汗，可能是气虚

有些女性朋友时常会有这种困惑：即使在温度不高的情况下，只要稍微一活动，身上就会出虚汗。其实这就是卫气不足的突出表现。

卫气不足，就相当于身体的大门被打开了，体内的津液会通过汗液的形式跑到体外。气虚的女性，本来气的推动、营养和防护的功能就差，津液再一直外流，身体将会越来越弱。还有一些女性除了出虚汗，还会伴有气短的症状，一走路就会气喘。

女人补气虚的关键：健脾和胃

中医认为，中焦脾胃受纳水谷，脾气健运，则气血得以化生。因此，女人补气虚的关键是要健脾和胃，增强其消化和吸收营养物质的能力。

▪ 女人脾胃强健，则气血充盈

通常来说，脾胃能共同完成对营养物质的消化吸收，做好气血精微的输布，气血充盈了，全身就会得到滋养，人也会获得健康。相反，如果脾胃虚弱，将会导致饮食不化，人体气血就会亏虚，从而出现营养不良、面色萎黄、精神倦怠、容易感冒等。因此，对于那些由于气血亏虚而造成出虚汗、记忆力减退、易感冒、面色黄白的女人来讲，补脾健胃不仅能够促进营养吸收，还能调理气血。

▪ 党参红枣茶，补中益气功效佳

党参可以补中益气、健脾益肺，是常用的补脾健胃佳品；红枣有很好的补血功效。党参、红枣一起泡茶，可益气健脾、促进补血。

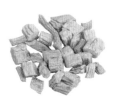

党参
补虚益气

红枣
补血健脾

补气益肺
党参红枣茶

材料 党参 12 克，红枣 15 克。

做法 将党参和红枣放入碗中，用开水冲泡，静置片刻，即可饮用。

功效 气虚的女人通常伴随有血虚的症状，党参红枣茶兼有补气、补血的功效。

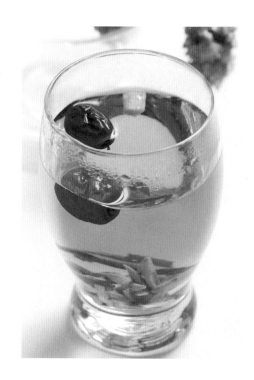

黄牛肉赛黄芪，女人补气好伴侣

黄牛肉是家庭餐桌上不可或缺的一道美食，也是一味补气的好食材。中医认为，黄牛肉补气，与黄芪同功，是气虚女性补气的最佳美食。

▪ 女性补气多食黄牛肉

中医认为，牛肉有很好的补益作用。牛肉能补脾胃、益气血、强筋骨，中气不足、气血两亏、体虚久病、面色苍白之人，尤其适合多吃牛肉。

相比而言，黄牛肉补气血、强筋骨的作用更好，很适合气血亏虚的女性朋友。平时有体虚乏力等气虚症状的女人，也可以多吃黄牛肉。但是因黄牛肉性偏热，所以口舌生疮、容易过敏的人最好不要吃。

▪ 黄牛肉补气，搭配有讲究

黄牛肉与不同的食材搭配，就有不同的功效。

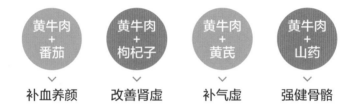

黄牛肉+番茄	黄牛肉+枸杞子	黄牛肉+黄芪	黄牛肉+山药
补血养颜	改善肾虚	补气虚	强健骨骼

健脾益气
牛肉山药枸杞汤

材料 黄牛肉150克，山药100克，莲子15克，桂圆肉10克，枸杞子10克。

调料 葱段、姜片、料酒、清汤、盐各适量。

做法

❶ 黄牛肉洗净，切块，焯水捞出沥干；山药洗净，去皮，切块；莲子、枸杞子、桂圆肉洗去杂质备用。

❷ 砂锅内放入清汤，放入黄牛肉、葱段、姜片，大火烧开后，加入料酒，改小火炖2小时，放入山药、莲子、枸杞子、桂圆肉，小火炖30分钟，加盐调味即可。

功效 健脾胃，强体质。

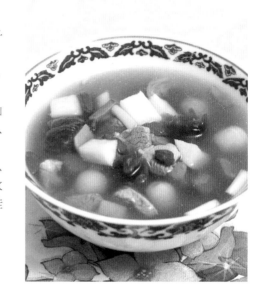

人参童子鸡，补气安神、养血美颜

中国民间流行一种滋补方法，即入冬时用人参炖童子鸡，认为这是最佳的进补方法。于是这种做法一辈一辈流传下来，人们喝人参鸡汤补身体的做法越来越普遍。

· 人参童子鸡，益气生血女人爱

童子鸡比老鸡的肉含蛋白质多，且童子鸡的肉里含弹性结缔组织极少，更容易被人体的消化器官吸收。人参是中医常用的补气药，具有大补元气、益气生血、益气固脱、益气养心、益气补肾等功效。人参童子鸡是一道补气的药膳，具有补肺气、益脾气、补虚损、增强免疫力的功效，尤其适合气血亏虚的女性朋友食用。

补气，美颜
人参童子鸡

材料　童子鸡块 500 克，人参 5 克。

调料　枸杞子 10 克，葱段、姜块、料酒各
　　　　10 克，盐 3 克。

做法

❶ 将童子鸡块洗净，入沸水中焯透，捞出；
人参洗净，枸杞子洗净。

❷ 砂锅倒入适量温水后置于火上，放入童子鸡块、人参、枸杞子、葱段、姜块、料酒，大火烧沸后转小火炖至鸡块肉烂，用盐调味即可。

功效　益气补虚，安神助眠。

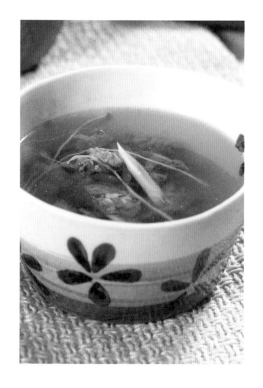

宜忌人群	❶ 适用于精神困倦、四肢乏力，或兼食欲缺乏、腹部虚胀、大便溏泄、水肿、脱肛，或兼少气懒言、语言低微、动则喘气、易出虚汗、容易感冒等肺脾气虚者；也适用于大手术后或大出血后体虚者。 ❷ 鸡汤有刺激胃酸分泌的作用，胃溃疡、胃酸过多的人不宜喝鸡汤。

推拿气海、关元穴，让身体元气充沛

调理女人体虚引起的身体不适，如动不动就感到疲倦、稍微活动就挥汗如雨、常感觉气短乏力等症状，可以找到身体自带的"特效药"——气海、关元穴，在穴位上经常推推按按，能起到良好的效果。

▪ "气海一穴补全身"

古人说："气海一穴补全身。"常按摩气海穴有温养益气、补益回阳、益肾固精、强壮全身、延年益寿的作用。

▪ 关元穴，历代医家公认的强壮要穴

关元穴是任脉与足太阴脾经、足少阴肾经、足厥阴肝经的交会穴，为三焦元气所发处，联系命门，为阴中之阳穴。它可以补益全身元气，可以保健、延缓衰老。

▪ 推拿气海、关元穴，补气虚、强身体

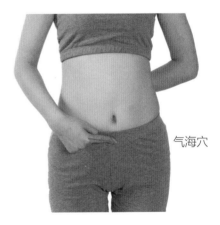

气海穴

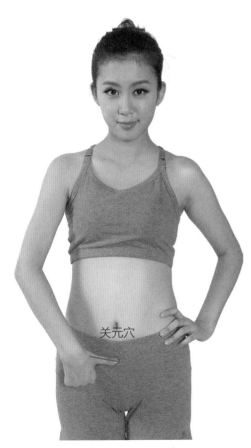

关元穴

精准取穴：气海穴位于下腹部，脐下1.5寸，前正中线上；关元穴位于下腹部，脐下3寸，前正中线上。

推拿方法：用拇指或食指指腹分别按压气海、关元穴各3～5分钟，动作要轻柔缓慢，推拿至有热感，推拿到位你就可以感觉身体轻松。

取穴原理：推拿气海、关元穴有温养益气、补益回阳、益肾固精、强壮全身、延年益寿的作用。

血虚的女人更易老，养血补阴气色好

女子以血为本，血足皮肤才红润

生活中，我们经常看到一些女性，面色苍白无光泽，整个人显得憔悴没精神。即使每天使用好的化妆品，也难以掩盖虚弱、憔悴的状态。晚上还容易失眠、多梦，影响睡眠质量。其实，这就是典型的血虚表现，若长期不注意调理，就会让许多疾病趁虚而入，威胁健康，因此一定要重视。

· 人体内气血是否充盈，决定了面容肌肤的状态

中医认为，女子以血为本。人体内在的气血充盈与否，往往决定了面容肌肤的状态，如果体内气血亏虚，就会使女人面色苍白、憔悴、皱纹增多，加快衰老速度。只有体内气血充足，皮肤才会红润，面部肌肤才会有光泽。因此，女性要想保持皮肤红润、有光泽，养血很关键。

· 女性养血，首先要健脾补气

中医认为，脾主生血。女性要养血，首先要健脾补气，使其更好地调节血液在身体中的运行，使体内气血充盈。但由于个体差异，女性养血时也要辨证分析，根据自己血虚的原因，采用适合自己的养血方法，最好在医生指导下进行。

· 血虚症状不明显，可通过食疗来调养

如果血虚症状不明显，平时可适当多吃一些富含"造血原料"的营养食物，如红枣、赤小豆、猪血、乌鸡等。如果血虚症状严重，甚至引起疾病，就要在医生指导下进行调理。

· 女性要养血，还要保持健康的生活方式

女性要养血，要做到不熬夜、不抽烟、不喝酒、不过度劳累等，保持良好的心态、多参加体育活动等，对血虚的调养也很有必要。

血虚和贫血是不是一回事

不少女性朋友在得知自己血虚时，往往会以为患了贫血。事实上，血虚和贫血是两个不同的概念，对此需要认真区别，才能做到更有针对性的调理。

· 贫血是怎么回事

成年男性血红蛋白正常值 ≥ 120 克／升，女性血红蛋白正常值 ≥ 110 克／升，如果血红蛋白的浓度低于正常值，西医上就称为贫血。

· 血虚是怎么回事

中医所说的血虚，是对面色苍白或萎黄、头晕眼花、失眠多梦、妇女月经量少及闭经等一系列症状的概括，因为中医所指的血，不仅指血液，还包括肝脾系统的许多功能活动。

· 中医的血虚证，不等同于西医的贫血症

中医所说的血虚证，绝对不等同于西医的贫血症；但西医诊断的贫血症，则一般包括在中医血虚证的范畴内。

· 每周食用一次阿胶猪血汤，可补血虚

阿胶是传统的滋补上品、补血圣药，具有补血止血、滋阴润燥等功效，长期服用可补血养血、美白养颜、抗衰老。猪血中富含铁元素，蛋白质含量也较高，有利于补血。

· 贫血很难调，灸对穴位效果好

艾条悬灸足三里穴，能够促进全身气血运行，改善贫血症状。

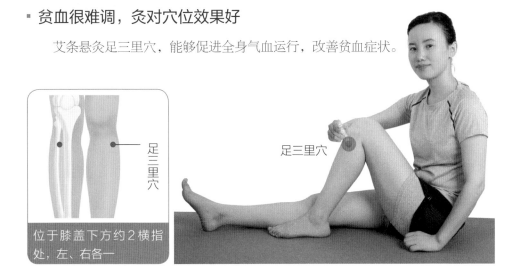

足三里穴

足三里穴

位于膝盖下方约2横指处，左、右各一

血虚"三联征"：面色苍白，头晕目眩，月经不准

血虚的女人往往体形比较瘦弱，面色苍白而没有光泽，嘴唇、指甲也呈淡白色，整个人显得虚弱，没有精神。通常还会出现月经延后、颜色淡且量少，严重的还会造成不孕。

▪ 面色苍白气色差

女人的面色是气血的"晴雨表"，面色苍白气色差说明肾气不足，这会抑制或减缓人体的新陈代谢过程，使精血津液转化为能量减少，造成血虚。

▪ 经常头痛、眩晕

如果你时常出现不明原因的头痛、眩晕等不适症状，可能是血虚造成的，中医称这种头晕为"血虚眩晕"。血虚眩晕，多因生血不足或失血过多引起。除了头痛、眩晕之外，还会出现心悸气短、疲倦乏力、饮食不佳等症状。因为"气为血之帅，血为气之母"，所以这种因气血两虚引起的头痛、眩晕症状也会出现在气虚患者身上。

对于血虚引起的头痛、眩晕，平时可以多按揉头顶的百会穴。百会穴是足三阳经、肝经和督脉等多经的交汇之处，按揉百会穴可以补养气血，缓解头痛、眩晕。

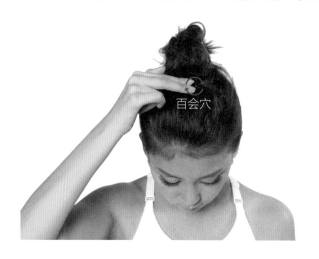

百会穴

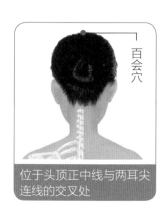

百会穴

位于头顶正中线与两耳尖连线的交叉处

▪ 月经延后且量少

血虚的女性阴血不足，会导致月经量少，有时只有极少量的经血，色淡无块，并伴有头晕眼花、心悸气短等症状，面色萎黄，感到小腹有空坠感。

出现这种症状的血虚患者脾胃较虚弱，不能将所食水谷之物消化、运化掉，生血的原材料就会减少，导致血海空虚、阴血减少，出现月经延后、量少的现象。

四物汤，女人补血第一汤

"四物汤"是中医补血、养血、调经的一个基本药方，在中医临床方面的应用已有千年历史。该方主要由当归、川芎、白芍、熟地黄四味中药组成，每种中药都是"补血高手"，被医家誉为"妇科第一方""妇科圣方""血证立法"等。

女性较为特殊的生理特点决定了女性比男性更容易出现肝血亏虚、肝郁气滞等身体不适。而四物汤就是专门针对女性的特殊生理特点制成的，是妇科病的"克星"。它可以很好地帮助女性朋友补血、活血，可以有效调理多种常见妇科病，保护女性朋友的身体健康。

▪ 四物汤的制作方法

熟地黄 12 克，当归 10 克，白芍 12 克，川芎 8 克，用水煎服。该汤补血而不滞血，活血而不伤血，温而不燥，滋而不腻，适合血虚的女性调养服用。

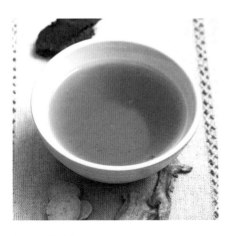

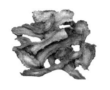

当归

补血活血、调经止痛、滑肠润燥，用于调理包括肝血亏虚在内的血虚诸症，如月经不调、痛经、闭经、虚寒腹痛、肌肤麻木、肠燥便难等，是中医常用的补血药、调经药、止痛药。

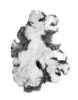

川芎

行气开郁、活血化瘀、祛风止痛，用于调理月经不调、闭经、痛经、产后瘀滞腰痛、胸胁疼痛等病症，是常用的活血药、行气药、祛风药。

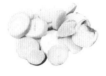

白芍

在《神农本草经》中被列为中品，有"主邪气腹痛，除血痹，破坚积，止痛，利小便，益气"等功效。

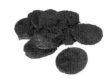

熟地黄

又称熟地，有补血滋阴的功效，可用于血虚萎黄、眩晕、心悸失眠、月经不调等症。

· 知识链接

四物汤的由来

四物汤是补血的常用方，也是调经的基本方。其最早见于晚唐蔺道人著的《仙授理伤续断秘方》，被用于外伤瘀血作痛。后来被载于宋代《太平惠民和剂局方》（本书最早记载将四物汤用于妇产科疾病）。

八珍糕，明代大医的补血秘方

改善女性血虚，可通过饮食调理脾胃。除多吃红枣、蜂蜜、莲子等食物外，八珍糕也是补血的佳品之一。

▪ 八珍糕，名医的补血秘方

八珍糕是我国传统名点之一，有"北八珍糕"和"南八珍糕"之分，为明代外科医家陈实功的家传秘方。陈实功一生注意脾胃的保养，生前常食用八珍糕，寿命达到了80多岁，赞其"服至百日，轻身耐老，壮助元阳，培养脾胃，妙难尽述"。

八珍糕因含有山药、茯苓、扁豆、莲子等八味药材而得名，这些药材都有很好的补益脾胃的作用，非常适合于饮食不规律、脾胃虚弱、气血不足的女性食用。

▪ 八珍糕：调理脾胃，改善血虚

材料： 人参5克，茯苓、白术、扁豆、山药、莲子、芡实、薏米各40克，糯米面、粳米面、白糖各100克，蜂蜜适量。

做法： 将人参、茯苓、白术、扁豆、山药、莲子、芡实、薏米8种原料碾碎，与粳米面、糯米面、白糖搅拌均匀，蒸成糕饼。食时可蘸蜂蜜。

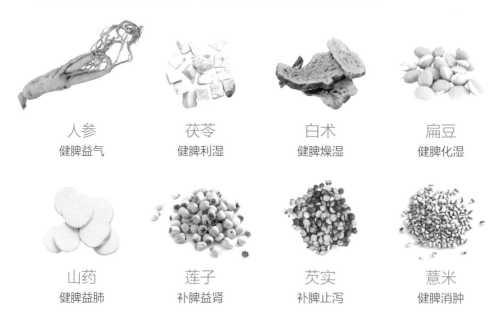

| 人参 | 茯苓 | 白术 | 扁豆 |
| 健脾益气 | 健脾利湿 | 健脾燥湿 | 健脾化湿 |

| 山药 | 莲子 | 芡实 | 薏米 |
| 健脾益肺 | 补脾益肾 | 补脾止泻 | 健脾消肿 |

第二章

脾胃是气血的"工厂"，气血充足全靠它

气血决定容颜，
脾胃决定气血

扫一扫，看视频

脾胃气血充盈，女人才能面如桃花

对于女人来说，美丽是一生的追求。每个女人都希望拥有动人的容颜、靓丽的肌肤及优雅的气质，从而能够自信地面对人生。为此，许多女人不惜大把花钱去购买名牌化妆品、高级护肤品，结果用后却收效不大，皮肤还是发黄干枯，皱纹也在增加。这让许多女人苦恼。其实，这是她们不懂治病要治本的道理，不懂得从源头上，也就是从保养脾胃上来解决皮肤干枯发黄、容易出现皱纹的问题。

▪ 脾胃不足对女人有哪些影响

脾胃化生的气血不足或体内耗损过多，常会引起气血亏虚、气血瘀滞，以致皮肤缺乏气血的滋润，出现各种皮肤问题。气血亏虚，会出现面部苍白，头发枯黄、脱落，眼睑下垂，精神萎靡，头晕眼花，疲倦乏力的症状。气血运行不通畅，皮肤代谢的废物无法顺利排出，肤色就显得暗沉，眼圈发黑，并且易滋生斑点、痤疮，令人花容失色。所以，用涂涂抹抹的方法美容养颜，只治标不治本。

健脾养胃，改善肤色
大麦牛肉粥

材料 大麦50克，牛肉30克，胡萝卜30克。
调料 红椒丝、姜丝各5克，盐3克。
做法
① 大麦洗净，用水浸泡4小时；牛肉洗净，切末；胡萝卜去皮，洗净，切丁。
② 锅内加适量清水烧开，放入大麦，大火煮开后转小火。
③ 煮40分钟，粥将熟时加胡萝卜丁、牛肉末、姜丝，继续煮10分钟，煮至牛肉末熟透，加入红椒丝略煮，用盐调味即可。

功效 大麦可补养脾胃，帮助消化；牛肉有很强的健脾功效。二者搭配，可温暖脾胃、促进气血流通、改善肤色。

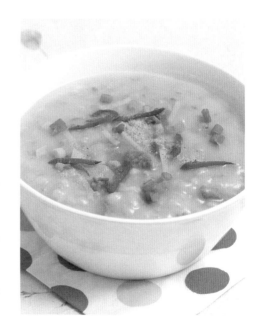

养好脾胃，脸上色斑不见了

有些女性朋友，到了三四十岁，整个身体功能开始呈现下降的状态，吃睡都不舒服，容易发胖、长斑。

▪ 调理脾胃、补养气血，能有效祛除脸上色斑

有位女性朋友将近40岁，以前皮肤白净漂亮，近一两年忽然脸上开始长斑，抹什么都不管用，越来越厉害，就整天戴着口罩。

后来，她找到我。我给她开出了苓桂术甘汤，源自《伤寒论》，由茯苓、桂枝、白术、炙甘草组成，可以调节脾胃。同时让她戒辛辣、冰冷食物，配合按摩足三里穴。这样几个月后，色斑逐渐转淡。她出门再也不用一直戴着口罩了。这个就是典型的脾胃虚弱导致的气血不调，不能有效、迅速地把浊物排出去，浊物停在皮肤里，就容易形成色斑。通过调理脾胃、补养气血，问题才得以有效解决。

杨力提示

中医提倡的自然美，以什么为基础

一个人的容颜是否美，长相倒在其次。如果她整体上给人的感觉是肤色红润、光洁，神采奕奕，她就很美。这种美是中医美容学里提倡的以人体气血充沛为基础的自然美。其中，皮肤红润、肌肉丰满、动作矫健，给人以外形上的美感；而精神愉快、思维敏捷、豁达乐观，则给人一种气质上的美感。

茯苓
健脾宁心，渗湿利水

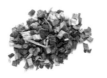
桂枝
健脾开胃

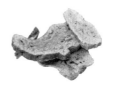
白术
补益脾气

炙甘草
补益脾气，调和诸药

健脾利水，保护皮肤
苓桂术甘汤

材料 茯苓10克，桂枝9克，白术9克，炙甘草6克。

做法 以上四味药，以1000毫升水煎煮至500毫升。

用法 每周服用3～4次。

功效 通阳化气，健脾利水。

温馨提示

阴虚内热或津液亏耗燥渴便秘者，不宜服用。

养好脾胃，女人不变胖不衰老

现代人口味偏重，嗜食肥甘厚腻、辛辣之品。有些女性朋友虽然嘴上说要减肥，但是从来不控制自己的饮食，重口味食物吃个不停，时间一长脾胃不堪重负，就会出现虚弱的症状。

▪ 为什么肥胖的女性多脾虚

一方面是因为饮食习惯导致的脾胃损伤，另一方面是因为"肥人多痰湿，湿困脾土"。中医认为，脾喜燥恶湿，这和脾的主要生理功能——"运化水湿"密切相关。脾属阴，胃属阳，痰湿之邪最易耗伤脾阳，所以肥胖的女性朋友多脾虚。对于这类痰湿肥胖且脾虚的女性朋友来说，有个明显的症状就是嗜睡，严重者在睡觉时会流口水。

▪ 脾虚型肥胖的危害有哪些

脾虚型肥胖也可以理解为"虚胖"，这样的人浑身没力气，不像那些真正"实胖"的人有精神。肥胖本身虽然不是病，但却是诱发心脑血管疾病、代谢性疾病，甚至是癌症的根源之一，所以各位朋友一定要重视。改善肥胖，祛湿化痰是关键。

健脾祛湿，改善肥胖
冬瓜炖鲫鱼

材料 鲫鱼1条，冬瓜150克。

调料 盐、葱段、姜片、香菜末各适量。

做法

❶ 鲫鱼去鳞、鳃和内脏，洗净，控水；冬瓜去皮除子，洗净，切成薄片。

❷ 油烧热，先下葱段、姜片爆出香味，放入鲫鱼煎至两面发黄，加3大碗凉水煮沸。

❸ 盛入砂锅内，加冬瓜片，小火慢煨约1小时至鱼汤呈奶白色，放入香菜末、盐即可。

功效 佐餐食用，食鱼肉、喝鱼汤，有健脾除湿、清热利尿的作用。

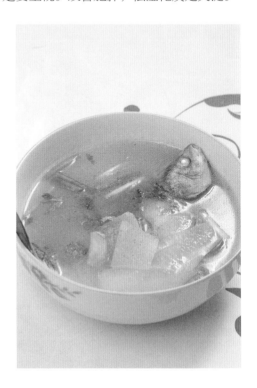

当心湿寒伤脾，燥热伤胃

脾属阴脏，生理特点是喜燥恶湿、喜热怕寒。脾虚不运易生湿，湿盛又极易影响脾的运化功能，造成"湿困脾"。现代人常食生冷寒凉的食物，会造成脾气虚弱、脾胃虚寒的现象。因此，保养脾脏要遵从醒脾、健脾、护脾、温脾的原则。

胃属阳脏，胃的生理特点是喜润恶燥、喜凉恶热。许多人饮食无节制，常吃辛辣、油腻刺激的食物，或者熬夜都会损伤胃阴。导致胃腑热气过盛，引起恶心、积滞、消化不良、便秘等现象。因此，保护胃腑应以清热、和胃为原则。

▪ 饮食方面如何健脾胃

饮食方面，除了节制饮食不要过量之外，还包括定时吃饭、细嚼慢咽、不偏食、饭前饭后半小时不要喝较多的水。粥是健脾的好帮手。用莲子、白扁豆与薏米煮粥食用，或者银耳、百合与糯米煮粥食用，或者山药、土茯苓与炒焦的粳米煮粥食用，都有健脾祛湿、清热的效果。晚饭1小时后吃一个水果，可帮助健脾胃。

> **杨力提示**
>
> **简易有效的调养脾胃妙招**
>
> 中医认为，芳香之气有调养脾胃的功效。用薄荷、藿香、佩兰等芳香药材做成香包佩戴，可醒脾、健脾。以肚脐为中心，按顺时针方向用手掌摩擦腹部约30次，每天按摩2～3次，可以调顺脾胃、畅通经络、促进气血的化生。

取生姜丝30克、山楂20克，用少许糖、醋拌食，可醒脾助消化

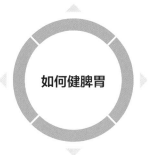

取生蒜泥10克，用少许糖、醋拌食，不仅有醒脾开胃的功效，还能够预防肠道疾病

如何健脾胃

取鲜橘皮10克，打碎成细粒后用糖浸渍20分钟，再和入面粉制成糕点食用，可护脾和胃

取红薯100克、生姜3片，加入适量蜂蜜同煮。吃红薯和生姜，并饮姜汤，有温脾和胃的效果

忧思伤脾，女人 30 做减法，宽心幸福女人花

女人过了 30 岁，或许已经初为人妻、人母，或许正游走在单身的边缘，或许正同男人一样顶着职场的半边天。每个女人都渴望时时如意、事事顺心，但生活有甜也有苦。当面对疾病纠缠、追求失意、奋斗受挫、情感伤害、工作压力等困扰时，女人的内心便平添了许多忧愁。

▪ 忧思对脾影响最大

忧、思、恼、怒都会伤脾，尤其是思影响最大。脾运化不好，容易引起气结，导致腹部胀满，从而出现气血不足、四肢乏力的症状，形成气郁，并进一步发展为血瘀、痰瘀；还会引起女性月经提前或延后，甚至闭经。

思虑过度，易使神经系统功能失调，消化液分泌减少，出现食欲缺乏、面容憔悴、气短、神疲乏力、心情郁闷等。思虑过度不仅伤脾，还会影响睡眠，日久则气结不畅，百病滋生。

▪ 如何用好自己的"七情六欲"

一般来说，人都有七情六欲。中医理论认为，七情指"喜、怒、忧、思、悲、恐、惊"七种情志。适度的七情变化能够抒发情感，有助于女人的身体健康。但是七情太过，突然、强烈、持久地作用于人体，超过身体所能够调节的范围，就会导致阴阳失调、气血不周而引发各种疾病。

> **杨力提示**
>
> **善于调节情绪，能促进阳气生发**
>
> 善于调节情绪，可以畅通气血。女性朋友平时要心胸开阔一些、豁达一些，多接触一些美好的事物，多帮助别人，这样才能心中愉悦，有助于阳气生成。

▪ 不求甚解，给自己宽心

日常生活中，如果遇到"百思不得其解"的事情，最好不要去"解"它，因为越"解"越不顺，最终可能导致"气结"。人的一生不可能一帆风顺，不妨学一下陶渊明"不求甚解"的态度，让自己尽量心宽一些、豁达一些。

脾胃这样养，
女人气血足、容颜姣

温热食物养脾胃，暖胃更暖心

有不少女性喜欢吃冷、硬的食物，如一年四季都爱喝碳酸饮料、爱吃各种各样的零食等，这都会对脾胃带来不良影响。常言说得好"软、热、少对脾好；冷、多、硬脾易病"，要想脾胃不受伤，适当摄入温热食物很有必要。

▪ 适当多吃牛羊肉

牛羊肉等红肉含有较多的蛋白质、碳水化合物及脂肪，有益肾壮阳、温中暖下、补气活血的功效。其中，牛肉有补中益气、强健筋骨、滋养脾胃等功效；羊肉是补元阳、益血气的温热补品，有暖中补虚、补中益气、开胃健力、益肾气的功效。食用牛羊肉后不仅可以促进阳虚体质的新陈代谢，增强其内分泌功能，还有很好的补益身体作用，因而御寒的效果非常好，女性在寒冷的冬季可以适当多吃一些。

▪ 多食姜、枣、山药等温热食物

姜、枣、山药等温热食物，不仅可以加快血液循环，驱除体内寒气，还有温养脾胃的作用，从血脉根源减少受寒的可能性。

▪ 冬季多喝热汤粥

对于体质虚寒、怕冷体弱的女性来说，多喝热汤和热粥是增强抗寒能力的好方法。莲子粥、枸杞粥、牛奶粥、八宝粥、红枣山药粥、五色粥等有健脾胃功效；山药排骨汤、杜仲乌鸡汤等有润泽脏腑、平补滋阴的功效，很适合怕冷的女性在冬天食用。

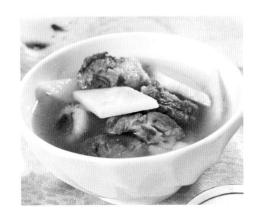

粥膳养生，把脾胃补得暖暖的

粥可以调和脾胃气血，保健养生，让女性朋友容颜姣、身体好。对于经常忙于工作、起居无定时、吃饭无定量的女性朋友来说，时常喝点养生粥，善待一下自己的脾胃，是一件很有意义的事情。粥不仅自身营养丰富，更是其他食物的绝佳载体。如薏米粥可以健脾和胃，红枣粥能补血护肝，小米粥能益补中焦气血，党参粥能补气健脾，这些粥对脾胃虚弱、身体气血不足的女性都有一定调理效果。

健脾益胃
薏米红枣粥

材料 糯米 100 克，薏米 50 克，红枣 10 克。
调料 红糖 10 克。
做法
❶ 薏米、糯米分别淘洗干净，用水浸泡 2 小时；红枣去核，洗净。
❷ 锅置于火上，倒水烧开，放入薏米、糯米，用大火煮沸后转至小火，再加入红枣，熬至米粒糊化成粥状，最后加红糖调味即可。
功效 红枣有健脾益胃、益心润肺的功效，薏米有健脾去湿的功效，二者一起煮粥可以调理脾胃不和、消化不良等病症。

滋补脾胃，活血润肤
苹果红枣葡萄干甜粥

材料 大米、苹果各 100 克，红枣 20 克，葡萄干 5 克。
调料 冰糖 5 克。
做法
❶ 大米洗净，用水浸泡 30 分钟；苹果洗净，去皮切丁；红枣洗净，去核。
❷ 锅内加适量清水烧开，加入大米大火煮开后放入苹果丁，转小火。
❸ 再次煮开后，放入红枣继续煮 15 分钟。
❹ 加入冰糖煮至化开，撒上葡萄干即可。
功效 苹果中的果胶有利于排出肠道毒素，搭配含有维生素 C 的红枣和富含铁的葡萄干，能使肤色红润、有光泽。

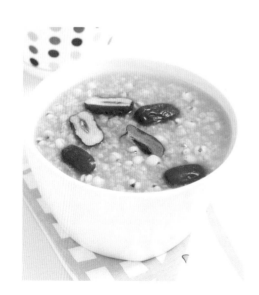
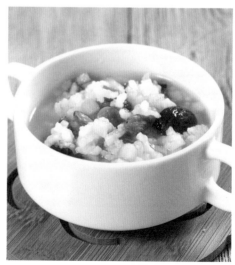

艾灸脾经，女性脾旺气血足

每个女性都希望自己面如桃花、唇红齿白。可是现实中，女性由于生活不规律、饮食不科学，以及工作、生活的压力，脾脏会受到不同程度的伤害，从而影响气血充足和畅通。女性如果想要气血足，就要养好脾，艾灸脾经是一个好方法。

▪ 人五脏六腑之血，全赖脾气统摄

中医认为，脾主生血统血。脾为后天之本、气血生化之源。我们平时吃的食物都要通过脾运化成水谷精微，再经过气化作用生成血液，供给身体所需。脾气健运，化源充足，气血旺盛，则血液充足。如果脾失健运，生血物质匮乏，则血液亏虚，出现头晕眼花，面、唇、舌、甲淡白等血虚征象。因此，女性要想身体健康，首先要健脾，脾旺则气血足。

▪ 艾灸脾经可升阳理气，呵护气血

因为脾以升为和，而艾灸正好有升阳理气的功效，所以女性朋友想要健脾，可以用艾灸脾经的方法来实现。为了方便有效，女性可选择脾经在腿上的重点穴位隐白穴、公孙穴、三阴交穴、地机穴、血海穴来艾灸。

隐白穴： 足太阴脾经的井穴，于足大趾末节内侧，距趾甲角 0.1 寸，有健脾和胃、益气摄血、宁神定志的功效，主治女性月经过多、崩漏、便血等病症。

公孙穴： 八脉交会穴，位于足内侧缘，当第一跖骨基底部的前下方，能健脾和胃、理气化湿，对急性胃脘痛、便血、月经不调、产后血晕等病症有疗效。

三阴交穴： 三阴交穴是足太阴、足少阴、足厥阴经的交会穴，位于内踝尖上方 3 寸胫骨后，能健脾和胃、调补肝肾、行气活血、疏经通络。

地机穴： 足太阴脾经的郄穴，位于内踝尖上 10 寸胫骨后，有健脾利湿、调补肝肾、理血固精的功效。

血海穴： 位于大腿内侧，膝盖骨内侧端上 2 寸，内侧肌隆起处，能理血调经、祛风除湿。

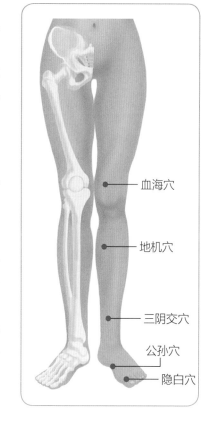

血海穴

地机穴

三阴交穴

公孙穴

隐白穴

脾胃虚弱，记忆力下降，按摩手心效果好

许多女性由于饮食不规律，或者节食减肥不当，或者思虑过度，很容易出现脾胃虚弱。脾胃虚弱，就会出现记忆力下降、消化不良、食欲缺乏、面色萎黄等，不但给工作和生活带来不良影响，而且给身体健康和容颜带来各种问题。

▪ 女人脾胃虚弱会导致记忆力下降

中医认为，脾是藏意的。"意"就是忆的意思，就是将外界获得的知识经过消化取舍，保留下来形成回忆的印象。如果脾的功能强大，对于食物和营养的吸收能力强，气血充盈，其他脏腑也能得到充足供应，这样自然思路清晰，记忆力就强了。然而，现代很多女性不仅要忙于工作，还要兼顾家务事，压力很大，往往用脑过度。而且，女性的心思较细腻，容易担忧焦虑。这样，很容易暗耗脾气，使脾的运化能力减弱。

▪ 养脾胃，按揉手心简单又有效

有的女性想要强健脾胃，吃许多大补的营养品，这样不仅不会补脾胃，反而会因为太多油腻滋补使得脾越来越虚弱。所以，女性要健脾不要期望一食一药的功效，它是一个长期工程。其实，养脾胃很简单，在平时多按摩手心，就是对脾最好的照顾。

▪ 按摩劳宫穴，可提高记忆力

简易取穴： 劳宫穴位于掌心横纹中，屈指握拳时中指指尖所点处。

按摩方法： 按摩前最好先洗手，再涂点护肤品，起到润滑作用；按摩时力度宜稍轻，动作和缓，用食指按顺时针方向揉15分钟，直至发热；按摩后最好饮1～2杯清水，促进新陈代谢。

功效： 清心和胃，消除面疮，提高记忆力。

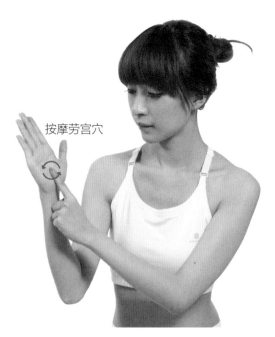

按摩劳宫穴

晨起小动作，既可热身又能健脾暖胃

"左三圈，右三圈，脖子扭扭，屁股扭扭，早睡早起，咱们来做运动……"运动是健脾助消化的好方法。尤其是久坐办公室缺乏运动的朋友，可多做一些简单易坚持的小动作。久坐族在每天晨起前做下面三个小动作，对调动"脾气"有很大的作用。

1. 牵拉腹部：膝盖弯曲，两手向前伸直，使上身仰起，眼睛看肚脐部位。

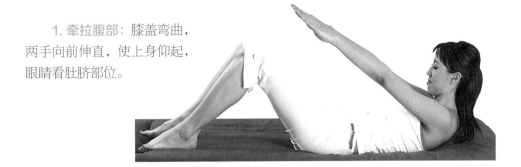

2. 收腹提臀：脸朝上平躺，收腹，以臀部、腰部、背部顺序上抬，以相反的顺序放平。

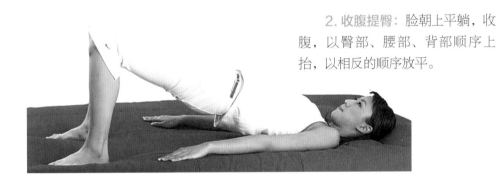

3. 抱膝压腹：仰卧，抱双膝于胸前，用上肢紧抱膝部；在将膝关节抱向胸部时，用力压向腹部；松开上肢，放下双腿。

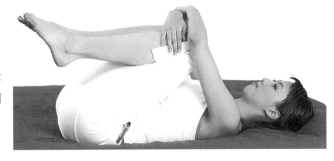

功效：人体腹腔有许多重要器官，如脾、胃、胰、小肠、大肠、肝、胆等，这三个小动作可以增强脾的运化功能，促进消化。日常坚持做好以上三个动作，对改善脏腑功能、健康机体大有裨益。

用对补脾胃小验方，
气血不亏损

薏米冬瓜汤，健脾利湿防肥胖

中医里经常提到"肥人多湿，瘦人多火"，这句话中包含多层意思：首先，它告诉我们体态可以反映一个人的体质；其次，又告诉我们造成体质不同的根本原因；最后，还告诉我们该如何去通过这一根本原因去改善自己的体质、体态。

▪ 痰湿在体内停滞，容易发胖

中医所指的肥人一般为肥胖之人或容易发胖的人。通常，他们体内的津液代谢不够通畅，容易产生痰湿，泛溢肌肤或在体内停滞，从而形成肥胖。痰湿在人体内停阻如同废物，会进一步影响脏腑经络功能。所以，肥胖会引发各种疾病。

中医认为，脾主运化水湿，是津液代谢的总开关；一旦脾虚失去运化，就会产生痰湿。所以，有"脾为生痰之源"一说。同时，脾虚还会使人气血不足，所以，胖人常见懒惰乏力、皮肤白、没有光泽等问题。

▪ 胖人，健脾祛湿很重要

重口味，暴饮暴食，进食速度过快，经常吃甜食、生冷食品，喝饮料都容易伤脾生湿，应该尽量避免。而"动能生阳"，平时多锻炼，运动起来就能使脾胃阳气受到鼓舞，痰湿自然会减少。

▪ 脸色差、身体胖可吃薏米

身体发胖、脸色发黄、眼睑下面有斑的女性，可以适当多吃薏米。薏米有健脾祛湿、清热的作用。另外，还可以多吃山药、莲子、冬瓜、萝卜等食物。

健脾利湿，改善肥胖
冬瓜薏米汤

材料 冬瓜 100 克，薏米 50 克。
做法
❶ 薏米洗净，清水浸泡 4～5 个小时；冬瓜去皮洗净，切块。
❷ 锅里加适量冷水，放入泡好的薏米，大火烧开后改小火煮 10 分钟，然后加入冬瓜块，再煮 8 分钟即可关火。

功效 健脾祛湿，利尿消肿。

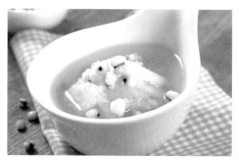

百合银耳雪梨粥，护脾养肺能除燥

秋季气候比较干燥，人们经常感觉肌肤发干、嗓子发干，这其实就是燥邪伤肺的表现。预防燥邪伤肺，首先在饮食上少吃辛辣食物，减少身体里的火气，其次可以吃点雪梨来滋阴润肺。

▪ 雪梨，滋阴润肺效果佳

雪梨水多而滋润，其果肉为白色，按照中医五行理论，大部分白色食物对肺脏有好处，所以雪梨最主要的功效就是滋阴润肺。用雪梨、百合、银耳、红枣搭配在一起煮粥，健脾养肺除燥的功效更佳。

润肺健脾，除燥
百合银耳雪梨粥

材料 雪梨 200 克，大米 100 克，红枣 15 克，干银耳、干百合各 5 克。

调料 冰糖 5 克。

做法

❶ 干银耳泡发，洗净，去黄蒂，撕小朵；雪梨洗净，连皮切块；大米洗净，用水浸泡 30 分钟；红枣洗净，去核；干百合洗净，泡软。

❷ 锅内加适量清水烧开，加入大米、银耳、大火煮开转小火。

❸ 煮 30 分钟，加入红枣、梨块、百合煮 10 分钟，加冰糖煮 5 分钟至冰糖化开即可。

功效 百合、银耳、雪梨可滋阴润肺，红枣可温补脾胃，大米有清肺火的作用。合在一起煮粥，可以健脾润肺、除燥火。

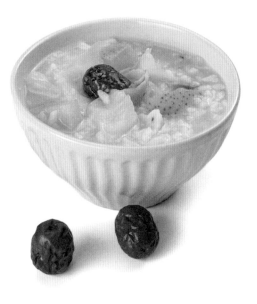

姜红茶，暖脾胃活血功效好

生姜，又称姜、白姜、川姜，为姜科植物姜的根茎，其外形扁平，肉质肥厚，有芳香和辛辣味，既可食用鲜品，也可食用干品，是一种极为重要的日常烹饪佐料，与葱和蒜并称为"三大佐料"，一般很少作为蔬菜单独食用。

▪ 生姜可活血散寒、驱寒湿

活血散寒，健脾暖胃：生姜性温而味辛，含多种活性成分，不仅具有祛湿活血、暖胃散寒、解毒止呕的作用，还能消除体内垃圾，益于身体健康。生姜中含有丰富的姜辣素，有发热散寒、温中健胃的功效，驱寒除湿的效果极为优良。

提高食欲助消化：生姜中所含的姜烯可以保护胃黏膜细胞，并增加胃液的分泌，促进肠道的蠕动，提高食欲，增强消化吸收的能力。

▪ 暖胃红茶，最宜冬天饮用

红茶汤色红艳，香甜味醇，且其中富含茶黄素、茶红素等多种营养成分，有促进胃肠蠕动、促消化、增进食欲的功效，同时还有很好的利尿、消除水肿及强壮心脏功能的作用；再加上其性味偏温，最适合于女性朋友冬天饮用。

升温祛湿
姜红茶

材料 生姜 20 克，红茶 5 克，红糖 25 克。

做法 三者一起放入保温杯内，加 500 毫升开水冲泡，加盖闷 10 分钟即可饮用。

功效 红茶、生姜、红糖都属于热性食品，三者一起泡茶饮用，可促进血液循环、增强身体代谢功能，从而暖体升温。

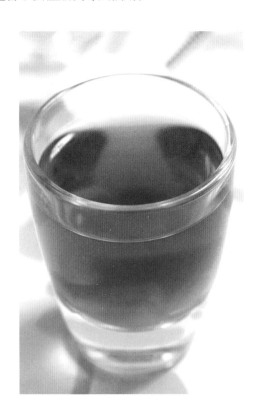

> **温馨提示**
>
> 此茶最适宜在早上喝，女性冬季经期前后每天喝上 1～2 杯，不仅可以暖上一整天，也有助于缓解痛经。

"四宝糊"，健脾丰胸可喝它

乳房很多时候代表着女性的健康，在女人的一生中，乳房的变化是非常大的。

▍胸部发育不良，多因脾胃虚弱引起

中医认为，胸部发育不良，主要是由于脾胃虚弱、气血不足，或通往胸部的经络阻塞，使气血不能上荣于胸部所致。健脾胃、补气血是促进胸部发育的关键。

余女士生在江南水乡，长得娇小可爱，性格也好，但是她对自己的胸部却不是很满意。看到身边的女性朋友，有的去做丰胸手术，但是她不喜欢这种方式。于是，她找中医咨询。中医告诉她一个方法，让她喝"四宝糊"。

▍"四宝"个个都是健脾丰胸高手

四宝，即核桃仁、松仁、黑芝麻、花生仁，这四种食物个个都是丰胸高手，它们都有助于调理脾胃、生化气血，而且富含维生素E，能够刺激雌激素的分泌。

核桃仁

补肾固精，刺激乳房
发育

松仁

富含维生素E、锌，
刺激雌激素合成

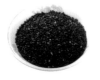

黑芝麻

刺激雌激素分泌

花生仁

卵磷脂和蛋白质含量
丰富，可促进乳房发育

健脾丰胸
四宝糊

材料 取核桃仁、松仁、黑芝麻、花生仁各
　　　适量。
做法 将上述四物打成糊。
功效 每天吃1碗，使乳房丰满、结实。

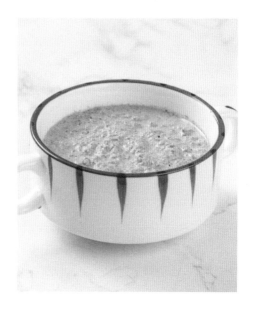

何首乌乌发粥，补脾固肾效果好

传说在唐朝，南河县（今广西陆州一带）有个叫何田儿的人，生来身体孱弱，58 岁还未娶妻生子，孤身一人。后经人指点，挖掘此药根服之，旧病皆愈，发乌容少，身体强健，十年内生数子，改名能嗣。后来，其子延秀服此药活到 160 岁。延秀的儿子也服此药，活到 130 岁，且他们直到年老命终时都是头发乌黑。他们在世时还用此药治好许多人的疾病，人们当时不知此物为何名，就起名何首乌。这虽然是个传说，但是何首乌能够乌发强身的功效确是早有记载。

▪ 首乌核桃养秀发

《本草纲目》记载，何首乌"能养血益肝，固精益肾，健筋骨，乌髭发，为滋补良药，不寒不燥，功在地黄、天门冬诸药之上"。

核桃治疗脱发的说法，从古代中医就有记载，宋代刘翰等著《开宝本草》中记述，核桃仁"食之令肥健，润肌，黑须发，多食利小水，去五痔"。可见核桃有生发的功效。

补肾乌发
何首乌乌发粥

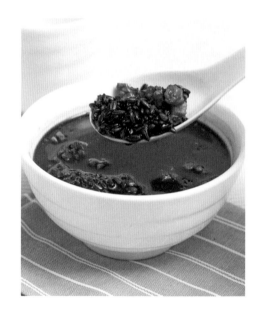

材料 黑米 100 克，制何首乌 30 克，黑芝麻 20 克，核桃仁 15 克，冰糖 10 克。

做法

❶ 制何首乌洗净，入砂锅煎煮，去渣取汁；黑米、黑芝麻、核桃仁分别洗净。

❷ 锅置于火上，倒入适量清水烧开，加入黑米、黑芝麻、核桃仁、何首乌汁同煮，粥将熟时，加入冰糖，再煮 5 分钟即可。

功效 补肾，健脾，固精，乌发。

适用 精血不足、肝肾亏虚引起的须发早白、腰膝酸软。

禁忌 痰湿重、便秘者不宜服用。

杨力提示

生何首乌和制何首乌功效不同

生何首乌有一定毒性，此方一定要选用经过炮制的制何首乌（熟何首乌）。制何首乌以表面黑色、味微甜、略具酒香者为佳。一定要去正规药店购买经过炮制的制何首乌并在医师指导下使用。

第三章

疏肝养血，
颜值高、心情好、生病少

疏肝理气，
不生气才能少生病

扫一扫，看视频

女性 90% 的病是憋出来的

有些女性早上起床后，感觉自己像一宿没睡，浑身酸痛，精神疲惫；有的女性莫名其妙的胃胀、胃痛，心脏也不适；还有的女性一来月经就疼得起不来床……她们到医院反复检查，却查不出病因，吃药也不见效，只能长期忍受病痛的折磨。这些女性的病，其实都因为一件事——憋屈。

▪ 为什么说"百病生于气"

中医说"百病生于气"，这个"气"指的是"肝气郁结"，也叫"肝气不舒"，简称"肝郁"，原因就是生气和憋屈。肝气郁结会导致许多妇科疾病，如痛经、月经不调、外阴瘙痒、黄褐斑、不孕不育、乳腺增生，甚至乳腺癌等。那么，到底什么是肝气郁结呢？

中医所说的"肝"，与西医解剖学中的"肝"不是一回事，它虽然包括解剖学的"肝"，却又是一个庞大的系统。在这个系统中，肝主藏血，主疏泄，当人抑郁、紧张、焦虑、生气和憋屈时，身体气机就会郁滞，导致肝没法发挥疏泄功能，这就叫肝气郁结。

▪ 肝有两个基本功能

主藏血，主疏泄。一藏一泄，协调配合，既提供充足的血液滋养，又能使血液正常疏散排泄，使经期、孕期、产后、哺乳期得以顺利进行。

▪ 肝还有调畅情志的作用

女性心思缜密、情绪易波动，肝的藏血和疏泄功能正常，则情绪容易保持平和畅达，避免暴怒或过度抑郁。

> **杨力提示**
>
> **肝气通畅，女性的身体才会安然无恙**
>
> 中医认为，"肝"属木，对应春天，肝气的疏通、调达和升发，能让女性的身体如春季般万物复苏，生机盎然。相反，肝气郁结、气机不畅，则会让人黯然失色、百病丛生。

如何判断自己是不是肝气郁结

肝气郁结是女性朋友经常出现的问题，女性该如何判断自己是否为肝气郁结呢？通常来说，可根据下面几点来判断。

· 口苦

尤其是早晨起床，许多女性觉得嘴里有苦味。

· 咽喉干

感到口腔和咽喉很干燥，似乎没有津液，但这只是感觉上的，有的人的舌头上还能观察到满布的唾液。

· 咽喉有堵塞感

总觉得喉咙里像堵了个杨梅核，吐不出来，咽不下去，这叫"梅核气"。

· 眩晕

有的女性经常头晕目眩，有的人全天都晕，有的人突然晕几下，有的人还会感觉头痛。

· 失眠多梦

失眠主要有两个原因：一个是血虚，另一个是肝气不舒。多梦也是肝气不舒的表现，这样的人一入睡就会不断做梦。

自查！
你是不是肝气郁结

· 胃口差

中医认为"肝气逆行会克脾胃"，所以肝气不舒会引发各种脾胃问题，如吃饭不香、胃胀、胃痛等。

· 易怒

肝气不舒的人，经常烦躁，容易发火，也容易生闷气。

· 肋骨胀痛

肋骨里面总有胀痛的感觉。

以上都是诊断肝气郁结的依据，如果至少有一两条相符，同时舌形还是尖的，基本上就可以判断是肝气郁结。

一生气胃就难受？既要泄肝火，又要养胃阴

女性的脾胃问题，也多与情绪不好相关。许多女性一生气，下一分钟就犯胃病，要么是胃痛、胃胀，要么便秘或者腹泻；有的还会有呕逆的感觉，经常打嗝，严重时还会呕吐，这些都是胃气上逆的缘故。在中医里，这叫"肝木横逆克脾土"或"肝火犯胃"。

▪ 养胃平肝法，调理一生气就胃不适

清代名医叶天士提出了"胃阴"学说，认为肝火大的人，往往会伤及"胃阴"，导致脾胃出现问题。这种情况下，应该怎么治疗呢？叶天士对此思考很缜密，他认为，如果用常规的疏肝理气方法，很容易伤及胃阴；而如果补中益胃，又唯恐造成壅逆胃滞，于是提出"养胃平肝法"，即一方面养胃阴，一方面柔肝木，两者结合起来。

▪ 一道茶饮方，疏肝养胃效果好

材料： 太子参5克，怀山药10克，生地5克，北沙参6克，麦冬6克，石斛6克，玉竹6克，香附6克，郁金6克，佛手5克，白芍8克，木瓜5克，甘草5克，粳米10克。

用法： 煮水，代茶饮用。

温馨提示： 孕妇忌用。

这个方子中用的都是性质平和的药，如果舌质发红，舌苔很薄，甚至没有舌苔，舌头像镜面般光红，同时口干舌燥，容易饿，但是吃点东西就胃胀、胃痛，不敢吃硬的食物，喜欢吃凉润的食物，人越来越消瘦，这就是肝火犯胃。这样的情况，喝上面的茶饮方效果就不错。

▪ 山楂陈皮麦芽粥，疏肝健胃有功效

材料： 大米100克，麦芽30克，山楂15克，陈皮5克。

做法： 麦芽、陈皮洗净；大米淘洗干净，用水浸泡30分钟；山楂洗净，去籽，切块。锅中加水烧开，放入麦芽、陈皮大火煮30分钟，放入大米煮开，加入山楂块，小火熬煮成粥即可。

用法： 一周2～3次，可晚餐服用。

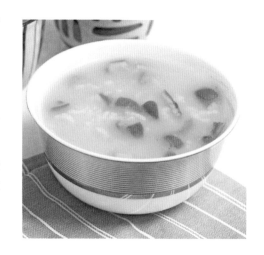

喉咙总有异物感，是什么原因

不少女性在咽口水时，感觉喉咙里好像有东西堵着一样，可是去医院检查之后，又没有什么问题。这在中医里，称为"梅核气"。

梅核气是怎么回事

梅核气，这个病的名字很形象，说的是患者感觉咽喉间像被塞了一个杨梅的核，堵在那里咽不下、吐不出，时有时无。这种问题的诡异之处在于虽然能明显感到咽喉中的异样，但也只是感觉，并不是真的有东西在那里堵着，吃饭、说话都不受影响。中医认为，这是由于心情不舒畅，使得肝气瘀滞，痰与气纠结，停留聚集在咽喉所致。患这种病的多数是情绪不好的女性，她们有气闷在心里，气机阻滞，结于咽喉。而且这个病的发病与情绪的波动高度吻合，情绪好时一切正常，只要情绪不佳了，病情就会加重。调理梅核气，以疏肝理气、降逆止呕为佳。

半夏厚朴汤，疏肝降逆

材料： 法半夏 10 克，厚朴 5 克，茯苓 10 克，生姜 12 克，苏叶 5 克。

做法： 加水 500 毫升，在熬药的时候，把水熬掉一半再取药汁，然后药汁分成四份，白天喝三份，晚上再喝一份。

功效： 法半夏化痰开结，降逆和胃，引气下顺；厚朴下气除满，以散胸中滞气，可以行气祛湿，二者搭配，共为君药；茯苓渗湿健脾，助法半夏祛湿化痰；苏叶芳香宣肺，顺气宽胸，散胸中郁结之气，与厚朴共为臣药；生姜和胃降逆止呕，为佐药。

温馨提示： 孕妇忌服。

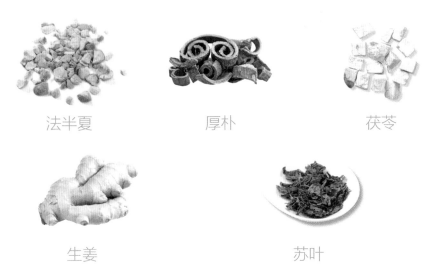

法半夏　　　　　　　厚朴　　　　　　　茯苓

生姜　　　　　　　　苏叶

女人经常生气，容易乳腺增生

女性难免会遇到不顺心的事情，如果没能及时排解，动不动就生气，必然会导致肝气不舒，气机瘀滞，阻塞气血循行，肝气积滞在乳房，时日一长就容易被乳腺增生盯上。

▪ 为什么现在乳腺增生的女性如此多

现代女性工作压力大，生活节奏快，再加上缺乏心理疏导，所以想不通的事情也很多，患乳腺增生的人也就越来越多。

乳腺增生，真正的"罪魁祸首"就是肝气不舒，也就是心情总是焦虑、紧张、委屈、生气。人一生气，肝就罢工，肝一罢工，肝气堵在那里，气机郁积，就容易被乳腺增生盯上。中医认为，乳头属肝，乳房属胃，如果木土失和，肝与脾胃失调，就会出现乳腺增生。勤做按摩，可以活跃乳房气血，预防乳腺增生。

▪ 按揉膻中穴，软坚散结、活血通络

精准取穴：两乳头连线的中点即是膻中穴。

按摩方法：除拇指外其余四指并拢，用指腹轻轻按揉膻中穴1～3分钟。

特色功效：膻中穴有软坚散结、活血通络、散气解郁的功效，调理乳腺增生效果佳。

▪ 按揉期门穴，健脾疏肝

精准取穴：仰卧或正坐位，在胸部锁骨中线上，前正中线旁开4寸即是期门穴。

按摩方法：用拇指指腹着力向下按揉期门穴10～15分钟。

特色功效：期门穴有健脾疏肝、理气活血的功效，按揉期门穴可缓解乳腺炎的疼痛。

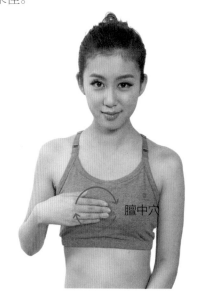
膻中穴

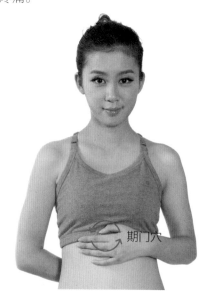
期门穴

玫瑰花泡茶喝，疏肝理气更美丽

现代人生活压力越来越大，尤其是女性面临工作、感情、家庭等方面的压力比从前大了太多，现代的女性经常会有神经衰弱和抑郁的症状，女性如果长期心情抑郁，就会生出各种病症。喝一杯玫瑰花茶，可起到疏肝理气的作用。

▪ 玫瑰花茶的功效与作用

中医认为，玫瑰花味甘微苦，性温，无毒，入肝脾二经，具有理气解郁、疏肝醒脾、活血散瘀、调经止痛的功效，能调理肝胃气滞疼痛、胸胁胀满、乳房胀痛、月经不调等病症。

玫瑰花药性温和，一方面能调和气血，舒达体内郁气；另一方面，玫瑰花特有的品貌和香气，可以提振身心，令人神清气爽、心情舒畅，具有药物调理和精神调理的双重功效，尤其适用于生活节奏快、工作压力大的女性。

理气解郁，安神
玫瑰花生奶茶

材料　玫瑰花5朵，花生25克，牛奶250
　　　　毫升。

做法

❶ 取玫瑰花花瓣，洗净；花生洗净。

❷ 将玫瑰花瓣、花生、牛奶一起放入搅拌机中搅拌至材料均匀而细碎。

❸ 把搅拌后的材料倒入锅中，小火煮，同时不断地搅拌，直到沸腾，关火。

❹ 倒入杯中，待温热后饮用。

功效　玫瑰花可以调理气血、疏肝理气、促进血液循环；花生营养丰富，可补血；牛奶能养血、安神。

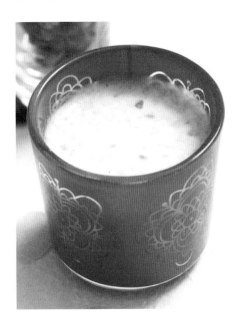

红枣菊花粥，调理气血通乳络

乳腺增生的主要症状有乳房一侧或双侧胀痛、刺痛或刀割样痛，并可向胸前区、胸侧、腋下放射，月经来潮后或经净后疼痛锐减或消失。

▪ 乳腺增生多与脏腑失调、气血失和相关

中医认为，乳腺增生的发生多与脏腑功能失调、气血失和有关，是痰湿结聚，气血凝滞而形成的肿块。机体受寒，气血运行不畅，瘀滞于经脉，乳房脉络瘀阻而发病，不通则痛，引起乳房疼痛；再加上乳房长期得不到津液和气血滋养，功能进一步下降，两方面原因共同作用下，乳腺增生就被诱发了。

▪ 红枣、菊花，舒肝郁、调气血

红枣可以补血补铁，菊花可以平肝清火、散肝郁。一起食用可以很好地调理气血、畅通血脉，缓解肝气郁滞引起的乳腺增生。

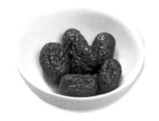

红枣

补血健脾

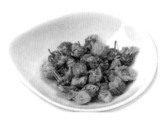

菊花

清肝解郁

疏肝通乳络
红枣菊花粥

材料 红枣 50 克，大米 100 克，菊花 15 克，赤砂糖 20 克。

做法

❶ 大米洗净后用清水浸泡 30 分钟。

❷ 将红枣洗净后放入温水中泡软，菊花洗净后控水待用。

❸ 锅内放入大米、红枣和适量水，大火煮沸后改小火，熬至粥熟，放入菊花瓣略煮，再放入赤砂糖搅匀即可。

功效 活血疏肝，调理乳腺增生。

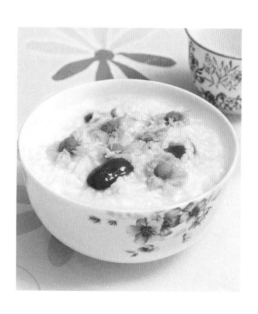

情绪不佳、总想发火，喝一碗砂仁陈皮粥

生活中，不少女人脾气大，容易发火。中医认为，发火跟肝脏有密切关系，无论是肝气郁结还是肝火上亢，都会损伤肝脏，所以我们要学会制怒。砂仁陈皮粥，就是一道不错的疏肝理气之品。

中医学将橘皮称作"陈皮"。陈皮气味芳香，味苦、辛，性温，归肺、脾经，有疏肝理气、燥湿化痰的功效；砂仁，是多年生草本植物的果实或种子，味辛，性温，入脾、胃经，具有行气调味、和胃醒脾的功效，适合于调理胸脘胀满、腹胀食少等症。

砂仁和陈皮都有行气疏肝的功效，将两者搭配起来做成砂仁陈皮粥，是一味健脾开胃、疏肝解郁的药膳。

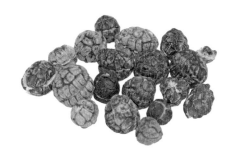

砂仁

"补肺醒脾，养胃益肾，理元气，通滞气"，有疏肝健脾的功效。

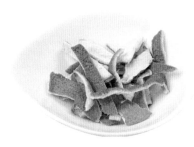

陈皮

炖肉的时候放点陈皮，不仅使汤清香扑鼻，还可疏肝理气。

疏肝健脾
砂仁陈皮粥

材料　砂仁 10 克，陈皮 5 克，粳米 100 克。
做法
❶ 粳米淘洗干净，砂仁研碎，陈皮清洗干净。
❷ 将陈皮和粳米一起放进锅中，加入适量清水，用小火煮。煮到粳米快开花时，加入砂仁末，然后再熬 5 分钟即可关火食用。
功效　疏肝健脾，美容养颜。

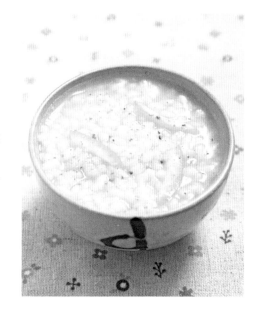

佛手疏肝理气，女人心静肝气顺

中医认为"肝在志为怒"，发怒与肝密切相关。爱发脾气的人是其肝火过旺引起的。肝火过旺会让人很容易动怒，而经常动怒也会伤害肝脏，这就是中医上常说的"怒伤肝"。两者互为因果，容易形成恶性循环。经常生气易使人晕厥。《三国演义》中有一个很经典的故事，就是诸葛亮三气周瑜。周瑜连遭三气，口吐鲜血，在长叹数声"既生瑜，何生亮"后，气绝身亡了。可见，发怒的危害是很大的。

▪ 佛手 + 菊花，平肝火、止怒

佛手又叫佛手柑，入肝、脾、胃、肺经，有疏肝解郁、理气止痛、化痰止咳、祛风清热等作用。佛手是疏肝理气的常用药，常用于调理肝郁气滞引起的胸胁胀痛、胸闷不畅，以及脾胃气滞所致的脘腹胀满、嗳气呕恶等；菊花能散风清热、平肝明目。

将佛手和菊花一起煮茶，能舒展体内肝气，同时还能清除肝内的郁热，肝火较旺且胸满胀闷的人经常服用，效果不错。

理气解郁
佛手菊花茶

材料 佛手 10 克，菊花 5 克。

做法 将两者放入砂锅中，锅中加入适量的水，用火煮开；将汤液倒入碗中，当茶饮。

用法 每周饮用 3 ~ 4 次，可加入一些白糖调味。

功效 平肝，清热，解郁。

> **温馨提示**
>
> 气虚胃寒者慎服。

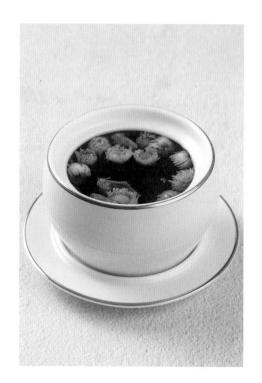

肝气郁结，可以用罐拔掉

拔火罐是一种古老的方法，可活血通络、去湿排毒，对呵护肝脏有益。不过，如果想更好地达到疏肝气、美容颜的目的，就要找准太冲穴、阳陵泉穴和肝俞穴，并掌握正确的拔罐方法。

· 肝俞穴

定位： 在背部，第9胸椎棘突下，后正中线旁开1.5寸。

方法： 将穴位消毒，用闪火法将火罐吸拔在肝俞穴上，每次拔罐10～15分钟。

功效： 增强肝主疏泄的功能，预防肝气郁结。

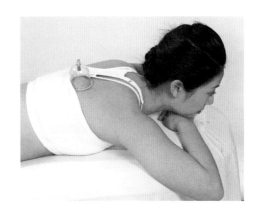

· 太冲穴

定位： 在足背，当第1、第2跖骨间，跖骨底结合部前方凹陷中。

方法： 将穴位消毒，用闪火法将火罐吸拔在太冲穴上，每次拔罐10～15分钟，每周吸拔2次。

功效： 有效舒畅气机，可改善肝气郁结。

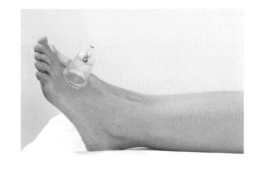

· 阳陵泉穴

定位： 在小腿外侧，腓骨小头前下方凹陷中。

方法： 将穴位消毒，用闪火法将火罐吸拔在阳陵泉上，每次拔罐10～15分钟。

功效： 舒筋活络，有助于肝胆之气升发。

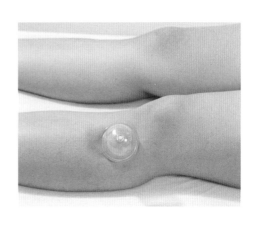

肝气郁结导致的失眠，泡脚就能解决

失眠困扰了许多女性朋友。失眠主要是各种压力、烦恼、紧张和焦虑等不良情绪导致的，这是现代女性最主要的问题之一。另外，家庭里爆发的各种冲突，也会导致这个问题，一些心思比较重的女性，这个问题会更加突出。

· 肝郁导致的失眠，有哪些表现

这种人的舌头伸出来是尖尖的形状，有肝气郁结的症状，会出现口苦、口干、头晕、胃口不佳、胸闷、心悸、肋骨胀痛、恶心有呕吐感、失眠多梦等症状。

· 柴胡加龙骨牡蛎加味方泡脚，专调肝气不舒引起的失眠

一般情况下，如果是因为肝气不舒而引起的失眠，用此方泡脚后会明显感觉到容易入睡了。现代人脾胃虚弱，如果让药物通过皮肤吸收，进入经络，效果会更好，大家也更容易接受。情绪不好引起的身体问题，除了及时去就医，可以用这个方子来泡脚。

· 柴胡加龙骨牡蛎加味方

材料： 柴胡6克，黄芩6克，法半夏6克，党参6克，炙甘草6克，茯苓30克，煅龙骨30克，煅牡蛎30克，桂枝6克，郁金6克，远志6克，香附6克，白芍6克，丹皮6克，炒栀子6克，生地6克。

用法： 加水1000毫升，大火开锅后，转小火，熬40分钟，然后将药汁分成两份，早、晚兑入温水泡脚，每次20分钟。水温不要太热，水淹过脚面就可以。

杨力提示

热毛巾擦背，调理顽固性失眠

将毛巾浸于温水中，稍微拧一把，然后在脊柱和脊柱两旁来回擦试，重点是颈椎、胸椎的位置，自上而下，反复擦拭5分钟，力度以感觉舒适为宜，局部皮肤发红为止。

补养肝血，是养颜的最高境界

女人以肝为先天，养好肝，气色好

名医叶天士说"女人以肝为先天"，特别强调了肝对女人身心健康的重要意义。女人有经期、孕期、产后、哺乳期等特殊时期的生理特点，而这些都与肝的功能密切相关。

· 肝经从足至头，纵贯全身

肝经起于足大趾，过阴器，抵小腹，布胁肋，与督脉会于巅。肝经所过之处，包括生殖系统、乳房、大脑（调控）等功能都与肝息息相关。

· 妇科疾病，从肝论治，养血柔肝、疏肝理气是常用的方法

日常生活中避免熬夜，可助血归于肝；适当活动，能使心情舒畅，可助肝气生发。这些都有益于肝脏的保护。

对女性来讲，如果想身体安康，气色好，就需要养肝血，保持肝主疏泄的功能正常。那么，女性该怎样养肝呢？——可以时常按摩血海穴。

将拇指放在血海穴（膝盖骨内侧的上角，上面约三指宽筋肉的凹陷中）的位置，对其进行按揉。每次按揉3～5分钟，坚持长期按摩。该穴有补血益气之功效，经常按摩可使气血充盈、面色红润。

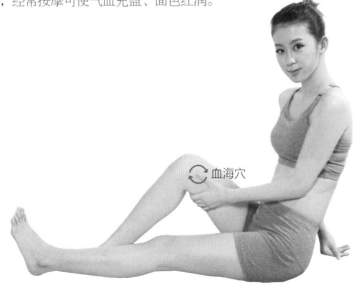

⟳ 血海穴

女性是靠血养的，不亏血才健康

女性是靠血养的，血对于女性来说很重要，因为她们的经、带、胎、产都离不开血。而女性也因为特殊的生理结构和生理功能容易失血，如果不懂得调养，血液流失过多，子宫就会出现问题，从而引发女性全身的疾病。

· 为什么现代女性亏血的很多

现在女性血亏的情况很多，有各种消耗心血、伤脾胃的情况。脾胃一旦受伤，血液的来源就会出现问题，因为血液是脾胃消化吸收食物，经物质转化所形成。

人思虑过多就会消耗心血，血液的来源和排出都会开始出现问题，女性的身体一旦失去血液濡养，就会百病丛生。

· 多数女性疾病，只要一疏肝、一养血就好

多数女性疾病，只要一疏肝、一养血就好了。这说明了血液对女性的重要性。因此，现代社会的女性一定要学会养血。如果能学会养血，基本上身体的一半疾病都会消失。把血养足，一生中也会少一半的生病概率。

血亏且受寒导致怕冷的女性可以在平时服用玉灵膏。这个方子补血功效很强，寻常的补血之剂不起作用时，用这个方子很快就会见效。

养肝补血
玉灵膏

材料 龙眼肉 300 克，西洋参 30 克。
做法 将二者用搅拌机打成末，放到碗里，上锅隔水蒸 4 小时以上。
用法 每天 1 勺，开水冲泡服用。
功效 龙眼可以补益心脾、养血安神，西洋参可补气养阴、清火生津，二者搭配，具有滋补肝肾、健脾养血的功效。

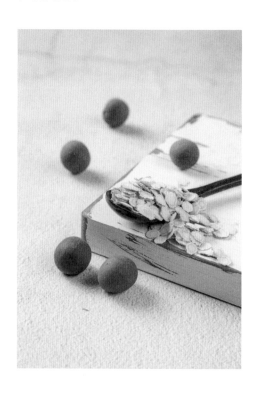

温馨提示

阴虚燥热者慎食玉灵膏。

肝血不足的女性有哪些表现

中医认为，发怒首先会伤及肝脏。在人体心、肝、脾、肺、肾五脏中，肝为将军之官，主怒。所以，怒首先损伤的脏器就是肝。肝有生发疏泄的作用，主管全身气血的舒畅，怒则气血郁滞不通，不通则容易滋生百病。

扫一扫，看视频

《黄帝内经》中说"怒则气上"，这里的气指气机，也就是说，生气时会使气机向上。气上严重时，据说头发也会根根直立起来，所以有"怒发冲冠"的说法。

▪ 怒伤肝，会引发哪些疾病

怒伤肝，指的是大怒易导致肝气上逆，血随气而上溢，因此就会伤害肝脏。

常见症状有面赤、气逆、胁痛、头痛、眩晕，严重者会出现吐血或晕厥。人发怒时，常会面红耳赤，这是气血上涌所致。严重者还易引起脑出血。

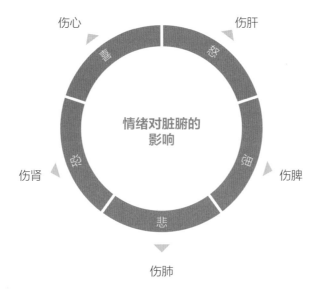

▪ 眼泪是排毒养肝的良方

有名心理医生说过，眼泪是缓解精神负担最有效的良方。眼泪还能够排毒，是养肝护肝的天然法宝。所以，想哭时不要憋着，要痛快地哭出来。

多数人在哭过后，心里会觉得舒坦很多。这是由于眼泪将肚子里的"气"发泄出来了。气不顺时最伤肝，肝气郁结，输布失常，就会成为体内一种多余的气，堆积时间一久就会转化成火，这就是中医所说的"肝火"。这种气因为脱离正常的运行轨道而在体内横冲直撞，造成身体不同程度的损伤。

黑木耳猪肝汤，活血化瘀消除黑眼圈

黑眼圈可以说是和痘痘、斑点并列的女性护肤大敌，再好的化妆品也只能掩盖黑眼圈。如果要彻底去除黑眼圈，还要通过内在调理。

▍熬夜血瘀小心黑眼圈

小兰是个典型的宅女，晚上不睡，用手机刷微博、打游戏、发朋友圈；早晨不起，不吃早饭和午饭。一段时间过后，她发现自己皮肤变差了，尤其是两个眼圈乌青乌青的。看过医生后得知缺觉的最直接表现就是黑眼圈，由于经常熬夜，静脉血管流速缓慢，会在眼部周围造成色素沉积。这种情况除了要改变不良生活习惯、避免熬夜以外，还可以通过食用具有活血化瘀功效的食物进行调理。

补气养血
黑木耳猪肝汤

材料 黑木耳5克，猪肝30克，生姜（去皮）2片，枸杞子50克，盐适量。

做法

❶ 黑木耳用清水浸透发胀，洗干净；猪肝、枸杞子、生姜洗净；猪肝切片。

❷ 锅中加入适量清水，用大火烧至沸腾，然后放入黑木耳、生姜和枸杞子，继续用小火煲1小时左右，再加入猪肝，待猪肝熟透，加盐调味即可食用。

功效 补虚益精，养血明目。经常食用黑木耳猪肝汤，可以预防眼睛周围出现黑晕、黄褐斑，尤其能预防肝肾亏虚引起的黑眼圈。

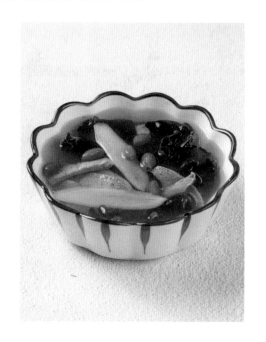

杨力提示

生土豆敷眼，让你明眸善睐

土豆切成片，敷在眼睛周围15分钟左右，有利于消除黑眼圈，减轻下眼皮水肿。土豆内含有胆甾烷衍生物茄碱，可渗透于皮下组织及血管内，加快血液流通，起到较强的活血化瘀、消肿止痛作用，因此有利于消除黑眼圈，并可以用来吸收皮肤分泌过多的油分。

皱纹悄悄爬上脸，喝玫瑰红枣枸杞茶

中国体香最迷人的女人莫过于香香公主。传说她体有幽香，不施香料而自发香气，因此迷住了乾隆，被封为香妃。据说香香公主体香的秘密就在于吃玫瑰花，听起来像是故事，但其实是有科学根据的。据研究，玫瑰花含有的芳香物质可以通过汗腺挥发，另外玫瑰花还能活血化瘀、美容养颜。所以玫瑰花不仅可以捧在手上，还可以吃在嘴里，喝进肚里，美在外面。

很多女性朋友都会面临同样的皮肤问题——干燥、皱纹，于是，拼命地往脸上涂抹各种保湿水、乳液、润肤霜，但是，皱纹还是有增无减，脱皮的现象还是时有发生，尤其是上妆后的脸。其实，除了选择适合自己的护肤品之外，还可以喝玫瑰红枣枸杞茶，由内而外对抗干燥，舒展皱纹。

养颜润肤
玫瑰红枣枸杞茶

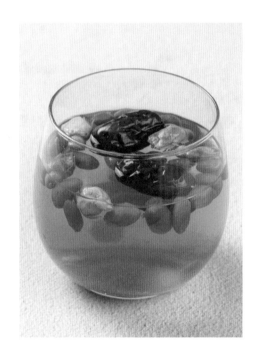

材料 玫瑰 5 朵，红枣 10 克，枸杞子 6 ～ 8 克，蜂蜜适量。

做法

❶ 将红枣、枸杞子用清水洗净。

❷ 将玫瑰花、红枣、枸杞子一起放入杯中，加适量沸水，盖上盖子闷约 5 分钟，待水转温后，调入蜂蜜即可。

功效 调经活血，消除皱纹，养颜润肤，降脂减肥，消除疲劳，治疗口臭。

适用 贫血、气色不好、面色无华、皮肤干燥、手脚冰凉、经常熬夜者。

禁忌 经期、孕期及发热、腹胀气滞者不宜饮用。

温馨提示

1. 泡饮玫瑰花时，最好不要添加茶叶，否则会影响玫瑰花的功效。

2. 大便稀薄者饮用时，可以不加蜂蜜，或者用冰糖代替蜂蜜。

第三章 疏肝养血，颜值高、心情好、生病少 ·

减少眼部皱纹，每天做面部指压法

鱼尾纹、唇纹、颈纹、眉心纹……统统让女性闻之色变。其中眼睛周围的皮肤又薄又脆弱，是皱纹的重灾区，随着年龄增大，皱纹会悄悄爬上眼角，一笑一颦间就会暴露年龄。

▪ 眼部皱纹的形成原因

随着年龄的增加，神经内分泌功能衰退，皮脂腺和汗腺功能减退，蛋白质合成率下降，真皮层的纤维细胞活性减退或丧失，皮肤水分和皮下脂肪也开始减少，局部皮肤弹力纤维逐渐老化，皮肤失去光泽，变得干燥、松弛，没有弹性。再加上一些不良生活习惯，很多30岁左右的女人开始出现鱼尾纹。这样一来，在你开怀大笑时，鱼尾纹会让你看起来很显老，下面就教大家如何从简单的按摩入手，抚平皱纹，让年轻貌美变得更加持久一点。

▪ 按平眼部皱纹

做法如下。

1. 在按摩之前，取黄豆大小的眼霜轻轻点在眼周肌肤上。

2. 涂上眼霜后，由眼尾按至下眼皮，然后再回到太阳穴，重复2次。

3. 以指腹按压眼部四周，共按3次。

4. 弯曲食指，由眼内眦开始，打圈按摩5分钟，以刺激眼周穴位。

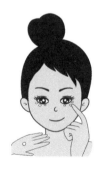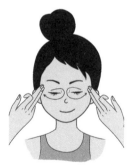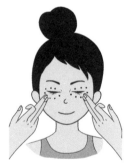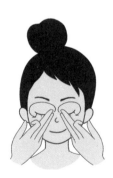

> **温馨提示**
>
> 眼周肌肤非常娇嫩，按摩时需要非常轻柔，而有些女性认为只有使劲提拉眼周肌肤才能防止眼角下垂，这是错误的！在这种野蛮"按摩"之后，眼周肌肤会不升反降。

桃花泡茶喝，瘦腰养颜一举两得

《诗经》有云"桃之夭夭，灼灼其华"。在中国传统文化中，桃花是春天和美丽女子的象征。桃花不仅具有观赏价值，还有一定的药用及食疗价值。古代众多的公主、贵妇都用桃花来护肤美容，武则天最宠爱的女儿太平公主即用以桃花为主配置的"面药"。史传杨贵妃也用单味桃花茶，不仅减肥，而且能使脸色亮白红润，可谓一举两得。

• 现存最早的药学专著《神农本草经》

现存最早的药学专著《神农本草经》记载，桃花具有"令人好颜色"之功效。南北朝名医陶弘景也曾说："服三树桃花尽，则面色悦泽如桃花。"

现代药理研究发现，桃花含有多种维生素、微量元素、植物蛋白及呈游离状态的氨基酸，因此容易被皮肤吸收，能预防皮肤干燥、粗糙及皱纹，并能防止黑色素在皮肤内慢性沉积。

• 桃花茶以内养外，喝出窈窕小蛮腰

用桃花减肥由来已久，《千金药方》载："桃花三株，空腹饮用，细腰身。"中医认为，桃花具有消食顺气、利水通便、荡涤痰浊之功。

• 桃花茶，排毒美肤效果佳

材料：干桃花（在药店、超市均可买到，如能自己采集到农历三月初三的桃花，晒干、保存，效果更好）4克，蜂蜜适量。

做法：将桃花置于杯中，沸水冲泡，加盖闷，稍凉后加入蜂蜜，10分钟后即可饮用，可反复冲泡3～4次。

用法：当茶水饮用，每天一剂。适用于有面部黑斑、妊娠色素斑、老年斑者，以及日照较强地区的皮肤较黑者。

禁忌：孕妇及月经过多者忌服。

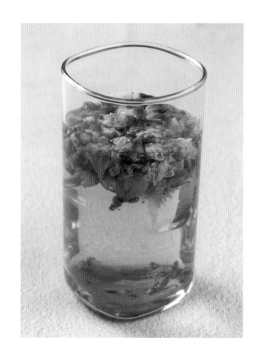

脸上出现黄褐斑，艾灸就可以赶走

常言道："居家常备艾，老少无疾患。"艾灸是很多人推崇的养生方法，而艾灸在调理黄褐斑上，也能发挥很好的效果。需要艾灸的穴位有关元穴、肾俞穴和命门穴，都在腹部和腰部，操作起来比较容易。

▪ 艾灸关元穴

定位： 关元穴属任脉，位于人体前正中线上，脐下3寸。

方法： 点燃艾条，对准关元穴，火头距离皮肤1.5～3厘米，温和施灸，每次灸10～15分钟。

功效： 艾灸关元穴可以培补元气、提升阳气，促进气血流通，调节身体的阴阳失衡。

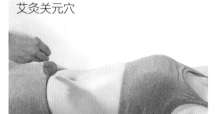
艾灸关元穴

▪ 艾灸命门穴

定位： 命门穴属督脉，在人体后正中线上，第2腰椎棘突下凹陷中。

方法： 点燃艾条，对准命门穴，火头距离皮肤1.5～3厘米，温和施灸，每次灸10～15分钟。

功效： 命门穴负责维系督脉的气血循环，是人体的生命之本，艾灸刺激命门穴，能够有效地温暖体内各脏器，调畅气机，从而养出好气色，滋养容颜。

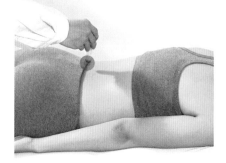
艾灸命门穴

▪ 艾灸肾俞穴

定位： 肾俞穴属足太阳膀胱经，位于腰部，第2腰椎棘突下，旁开1.5寸。

方法： 点燃艾条，对准肾俞穴，火头距离皮肤1.5～3厘米，温和施灸，每次灸10～15分钟。

功效： 艾灸肾俞穴不但能够调理肾虚，而且有助于女性益气温阳，改善内分泌失调。

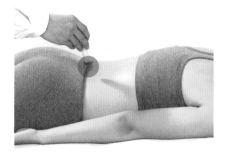
艾灸肾俞穴

左边脸上起痘痘，可以吃苦瓜

几乎所有的女性都知道苦瓜具有清火的作用，但身体中的火有多种，如心火、肝火、肺火、胃火、大肠之火、小肠之火等，如果不知道身体中的火在哪里，也不知道什么食物能准确降火，随便吃一种，不仅该降的火没降下来，还会让脾胃变得虚寒，这就叫"旱的旱死，涝的涝死"。

苦瓜到底能降什么火呢？

▪ 苦瓜能明目、清心，泻心肝之火

中医认为，苦瓜是泻心肝之火的，能够"明目、清心"。有的女性朋友会有这样的疑问：我如何才能确定自己是心肝有火呢？有个很简单的诊断方法，就是看看自己的左脸是不是忽然冒出了痘，或者左边的牙龈是否疼痛。因为人体内的气是上下运动的，肝气从左边升，肺气从右边降，人的左脸配肝，右脸配肺，肝有了火，左边脸上就会有反应，而肺有了火，右边脸就会有反应。所以，如果左边脸起了痘，就可以多吃苦瓜，泻心肝之火。

清心肝火，除痘痘
苦瓜拌黑木耳

材料　苦瓜200克，水发黑木耳50克，红甜椒25克。

调料　蒜末10克，盐、生抽各2克，醋5克，橄榄油、白糖各3克。

做法

❶ 苦瓜洗净，去瓤，切片；黑木耳撕成小朵；红甜椒洗净，切丝；将蒜末、盐、生抽、醋、橄榄油调成汁。

❷ 将黑木耳、苦瓜片分别焯熟，捞出过凉。

❸ 将所有材料放在盘中，倒入调味汁，拌匀即可。

功效　清热解毒，消除痘痘的困扰。

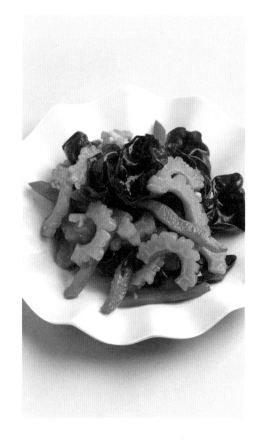

> **温馨提示**
>
> 苦瓜不宜空腹吃，脾胃虚寒者慎食，经期、孕期少吃。

桑葚蜂蜜令头发乌黑亮丽

中医认为，白发多为肝肾亏虚引起。肾为先天之本，其华在发，肾气衰，发脱落。肝血不足，头发就会失去光泽。也就是说，肾精不足，全身的血液循环就会疲软，无力将营养物质输送到头顶，头部毛囊得不到滋养，逐渐萎缩，就会引起脱发。调理白发，要滋补肝肾。

▪ 桑葚和蜂蜜，滋肾养发功效好

中医认为，桑葚有滋阴养肾的功效，可调理肾精不足引起的白发；蜂蜜可调补气血、养血乌发。将桑葚和蜂蜜制成膏服用，会给你一头乌黑的秀发。

▪ 自制桑葚蜂蜜

材料： 桑葚 1000 克，蜂蜜 400 克。

做法： 桑葚洗净，加水适量煎煮 30 分钟，取汁 1 次，加水再煎，共取煎液 2 次。合并两次煎液，再以小火煎熬浓缩至较黏稠时，加蜂蜜，搅匀，起锅待冷装瓶。

用法： 每次 1 匙，温水冲服，每天 2 次。

功效： 滋补肝肾，养血明目。用于目暗、耳鸣、失眠、健忘、烦渴、便秘、须发早白等。

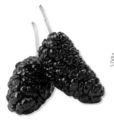

桑葚

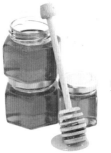

蜂蜜

美丽叮咛

1. 洗头发要根据头发油性、中性、干性去掌握洗头次数，油性发质可以每天洗 1 次，干、中性隔天洗 1 次，夏天间隔短一些，冬天间隔长一些。

2. 洗发时先将头发梳顺，然后用洗发水洗，不宜用力过猛抓头皮。

3. 梳发型时，不宜把头发扎得过紧，以免使头发受到牵拉而脱发。

4. 夜晚睡觉时长发应放松。

5. 脱发患者尽量避免烫发，以免使发中的蛋白质遭到破坏从而导致脱发。

▪ 哪些人群不宜食用

慢性腹泻及糖尿病患者不宜食用。

不变丑、少生病，
解开心里的疙瘩很重要

有什么样不良情绪，就容易得什么疾病

许多疾病都是不良情绪导致的，这一点在女性身上尤其明显。

· 一有压力就腹泻，是怎么回事

有位女性朋友说自己消化不好，而且长年腹泻，每次只要腹痛，立刻就泻。这就要求她在关键时刻必须能够找到厕所。

根据她的舌象，再配合诊脉，发现她的肝气郁结得很厉害，于是给她推荐了调理厥阴病的乌梅丸泡脚方。这个方子寒热药并重，还加入了一些补药和温养血脉的药物。同时，我告诉她要调整情绪——她的问题，看似是脾胃本身出现了病变，实则与情绪不佳关系密切。

类似这样的事情很常见，由情绪问题引发的疾病非常多。

· 人的内伤成因：饮食、劳倦、七情内伤

中医认为人的内伤成因分为三种：饮食、劳倦、七情内伤。

饮食，就是乱吃，吃得太多，或吃不上饭饿着了；劳倦，则是各种劳累，如工作过度劳累、房事过度劳累等；七情内伤，指情绪出了问题，这是三种成因里最重要的。

我们每天都会遇到各种开心与不开心的事情，一旦不开心，就会导致情绪出现问题，引起气机郁滞，从而阻塞气血循行。

· 乌梅丸泡脚方，缓解情绪不佳导致的腹泻

材料： 乌梅30克，细辛3克，蜀椒100克，黄柏5克，黄连9克，制附子5克，干姜10克，桂枝6克，人参5克，当归6克。

方法： 用此方加水，大火开锅后熬30分钟，然后兑入温水，泡脚。每天2次，每次20分钟即可。

温馨提示： 孕妇忌用。

肝气郁结不是一个人的问题，而是一家人的问题

现在有一种很普遍的现象——家源性肝气不舒，就是说如果一家人不能够和谐相处，一旦一个人情绪有问题，就会影响其他人。

• 来自家庭的各种压力都会导致人的肝气不舒

有的时候父母影响孩子，有的时候夫妻间相互影响，有的时候老人影响年轻一代，有的时候年轻一代影响老人……这样的事情有很多。例如，家庭里婆媳关系不好、夫妻吵架，各种压力都会导致家庭成员肝气不舒。

生活中，有些人的肝气不舒是自己造成的。例如，自己的人生观不对、有的问题看不清楚、自己郁闷等；但是有些人的肝气不舒不是自己的问题，而是家庭其他成员向其施压导致的。

所以，一旦我们知道是家源性的问题，在调整身体的时候，一定要一家人达成共识。否则，你向东他向西，有冲突在，问题的根源就在。最好是全家人商量一致，一起打造家里的气氛，这样才能将身体调理好，用了药才会有效。否则家里充满矛盾和冲突，用药可能效果也不好。

• 家源性肝气不舒，如何调理见效快

每个人都从属于一个家庭，家庭原本是我们用来休息的港湾，如果最放松的地方有了压力，人就很容易生病，而且往往会病得不轻。所以，这种家源性肝气不舒，我们必须重视。

家源性肝气不舒调理起来有时会起效缓慢，因为我们很难保证家里的每个成员都能为此做出改变。有时找名医开方子很简单，但是要改变家里成员的思维模式是很不容易的。只有通过不断学习，把一些积极的、正能量的东西，一点点渗透给她，她才能逐渐改变自己的思维模式。

杨力提示

健康需要从建立和睦的家庭关系开始

即使你每天吃着昂贵的有机食品，在跑步机上大汗淋漓地跑上几公里，如果不改善家庭关系，养生其实作用不大。一个人的生活中，家庭关系不和睦，得病的概率就会上升。相反，如果心有所依、家庭和睦，与周围人的关系融洽，即使每天粗茶淡饭，也同样能够少病少灾、健康长寿。

女性防治"心病"的五条捷径

这里所说的"心病"指的是人的心理出现了问题。在快节奏、高压力的现代社会，遭遇"心病"困扰的女性越来越多，而"心病"又是许多疾病产生的根源，所以，如何调节心理和情绪、保持心理健康，已成为现代女性需要关注的问题。下面介绍五种常用的方法帮助大家调节心理和情绪。

· 转移思路

当生气、苦闷、悲伤时，可以暂时回避一下，努力把不快的思路转移到高兴的思路上去。例如，换一个环境、做一件有意思的事情、探亲访友等。"难得糊涂"是改善心情的好方法。

· 多舍少求

常言道"知足者常乐"，总是抱怨自己吃亏的人，不容易获得快乐。多奉献少索取的人，总是心胸坦荡，笑口常开。这样有利于呵护身心健康，预防"心病"。

· 从生活中找乐趣

饲养猫、狗、鱼、鸟等小动物，或种植花草、菜果等，可以起到排遣烦恼的作用。遇到不如意的事，主动与小动物亲近，会使人快乐。洗洗菜、浇浇花或坐在葡萄架下品尝水果，都能够很好地调节不良情绪。

· 向人倾诉

有不愉快的事情，应学会向人倾诉。把心中的苦处告诉知心人，不仅能得到安慰，心胸也会像打开一扇门。向朋友倾诉，这还需要先学会广交朋友，如果经常对别人有防范意识，不结交朋友，就没有倾诉对象。没有朋友，不仅遇到难事无人帮助，也无法找到一吐为快的对象。

· 培养爱好

人没有爱好，生活会显得单调。除本职工作外，要学会培养自己的业余爱好。唱歌、跳舞、打球、集邮等都能使业余生活变得丰富。心情不好时，可以全身心投入自己的爱好中，这样有助于排解郁闷心情，让自己的心胸变得开阔明朗。

有了百合山药鳝鱼汤，"抑郁"不再是烦恼

女白领容易被抑郁症盯上，这从中医角度讲，是情志不舒、思虑过度、心脾两虚等引起的。山药百合炖鳝鱼，有补脾健胃、温补肝肾的效果，可以缓解心情抑郁。

▪ 百合、山药、鳝鱼，补养肝脾肾效果好

百合有养阴润肺、清心安神的效果，是用来调理虚烦惊悸、失眠多梦、阴虚久咳的良药。调理抑郁症，百合是宁心安神、养阴润燥的"功臣"；山药是常用的滋养补益药，有补脾益气、帮助消化、祛痰、止抑郁的作用；鳝鱼可补肝肾、补虚损，适用于气血不足引起的抑郁。

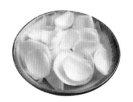

百合

清心安神

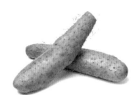

山药

补脾养胃，补肾涩精

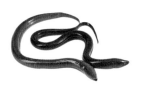

鳝鱼

补肝肾，强筋骨

安神补肝
百合山药鳝鱼汤

材料 鳝鱼1条（约250克），山药、百合各30克。

调料 盐适量。

做法

❶ 去掉鳝鱼的肠脏，洗干净。

❷ 将鳝鱼、山药和百合一起放到瓦质的小盆里，加上适量清水，隔水蒸熟，加盐调味即可食用。

功效 补脾养肝、健肾，可安心神、止抑郁。

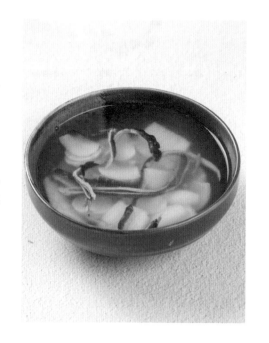

心情郁闷，掐掐腋窝及胸大肌

心情郁闷时，有一个及时缓解郁闷情绪的好方法：发现自己心情不好时，用手掐一掐自己的腋窝及胸大肌，这样胸口胀堵的不适就能很快缓解。

· 小动作止郁闷，省时省力

由于职场上的一些烦心事，罗女士最近一直闷闷不乐。有时候回到家里，还心情憋闷不痛快。她将自己的心情不愉快告诉了闺蜜。恰巧闺蜜在养生杂志看到过一个缓解心情抑郁的小方法，就是当心里郁闷时，掐掐腋窝及胸大肌就可以缓解。按照这个方法去做，罗女士的心情好多了。

· 掐腋窝及胸大肌的原理

中医认为，心包经、心经两条经络正好从腋窝和胸大肌通过，按摩此处能够起到疏利气机、开胸解闷、宁心安神的功效。现代医学研究发现，支配上臂的粗大神经干正是从腋窝深处通过。用力掐此处，能够强烈刺激神经感受器，脑部中枢神经系统在接收到神经信号后，大脑会相应产生称为"内啡肽"的物质。"内啡肽"能使人心情愉快、心境平和。

· 掐腋窝及胸大肌的方法

1. 摊开两手手掌，将拇指以外的其余四指并拢，然后一起伸入腋下。

2. 右手放到左腋下，左手放到右腋下，拇指自然放在胸大肌处，接着用拇指和其余四指相对用力，用力掐腋窝及胸大肌，每次掐 2～3 秒，稍微停顿一下，然后继续掐第二下，同时缓慢地做深呼吸，持续 1 分钟即可。

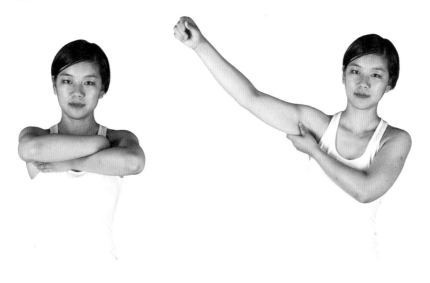

缓解焦虑，先放松肌肉

专家研究发现，无论是躯体上承受的有形压力，还是心理上受到的无形焦虑，人类的本能都会把它反映到躯体、肌肉上。如果我们的肌肉是放松的，也会缓解焦虑的情绪。常做肌肉锻炼操，有利于调理情绪、缓解身心焦虑。

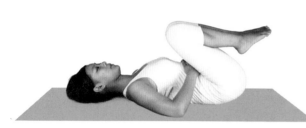

▪ 屈膝

将背部平贴在地，弯曲膝盖，将膝盖举起靠近胸部，双手放在腹部。

▪ 提骨盆

将背部、双手及双脚平贴于地，膝盖弯曲，使背部伸直短暂地抬起，离开地面。

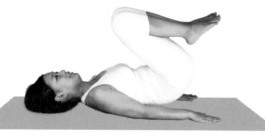

▪ 反向弓背

将腹部平贴地面，利用双臂力量支撑上半身躯干。将头及脚朝向对方卷起，且持续数秒不动。重复上述动作3次。

▪ 侧劈腿

侧躺，使上半身重量放在手肘上，用手协助将腿抬高，使背部挺直，在舒服的情形下重复几次，然后换另一侧。

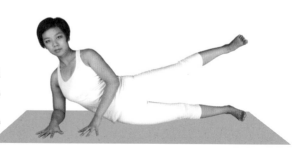

第四章

气血不足，
常见病就会找上门

手脚冰凉

补一补气血，不做冷美人

典型症状 面色苍白或萎黄、眩晕心悸、气短乏力、月经失调等

阳虚体寒：引起手脚冰凉的根本原因

中医认为，气虚、血虚会造成血液运行不畅、血液量不足，体内阳气不充足，四肢末端的毛细血管血液循环差，从而导致女人一年四季出现手脚冰冷的现象。要让手脚变暖，关键是温阳祛寒。

防手脚冰凉宜吃食物

羊肉
驱寒暖体

红糖
暖脾活血

生姜
补中散寒，温暖手足

糯米
温暖脾胃，加快血液循环

按压阳池穴，预防手脚冰凉

精准取穴： 手背面，由第4掌骨向上推至腕关节横纹，可触及凹陷处即是阳池穴。

推拿方法： 用食指按压阳池穴1～3分钟，可左右手互换按压。每次可按压1～3分钟，然后左右手互换。

功效： 阳池穴是三焦经的原穴。原穴是该经脏腑之气输注于体表的地方，对三焦经来说，该穴可激发脏腑之气。

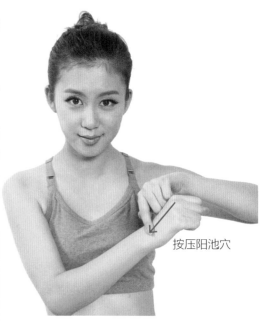

按压阳池穴

> **·杨力推荐验方**
>
> **参芪甘草饮：补阳气，暖四肢**
>
> 取人参5克、黄芪10克、甘草5克，放在热水里浸泡，每天喝3次。一个月为一个疗程。

益气补阳
三丝豆腐汤

材料 白菜、豆腐各 100 克, 胡萝卜 30 克,
鲜香菇 20 克。

调料 葱花、盐、白胡椒粉各 3 克, 植物油
适量。

做法

❶ 白菜、香菇分别洗净, 切丝; 胡萝卜洗
净, 去皮, 切丝; 豆腐洗净, 切条, 用
淡盐水浸泡 5 分钟。

❷ 锅内倒植物油烧热, 爆香葱花, 放入白
菜丝、胡萝卜丝、香菇丝翻炒片刻, 关火。

❸ 砂锅加入适量清水, 放入炒过的食材,
大火煮 5 分钟, 放入豆腐条煮 2 分钟,
加入盐、白胡椒粉调味即可。

功效 这道汤具有滋补暖身的功效, 可缓解
手脚冰凉。

烹饪妙招 可选用卤水豆腐, 补钙效果佳。

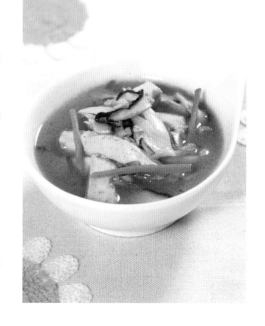

和胃润燥
高粱红糖糯米粥

材料 高粱米 50 克, 糯米 100 克。

调料 红糖 5 克。

做法

❶ 高粱米、糯米分别洗净, 用冷水浸泡 3
小时, 捞出, 沥干水分。

❷ 锅中加适量清水烧开, 将高粱米、糯米
放入, 用大火煮开。

❸ 再用小火煮约 40 分钟, 加入红糖, 继续
熬煮 5 分钟即可。

功效 高粱米可辅助治疗脾虚湿困、和胃温
中, 糯米可滋阴润燥, 红糖可补血润
肺、和中助脾, 帮助女性益气暖身。

烹饪妙招 把高粱米磨成粉再制作, 口感更
细腻。

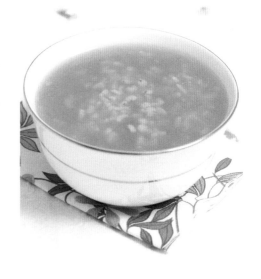

食欲不振

脾胃不受伤，吃饭才会香

典型症状 不想进食或进食量显著减少

脾胃虚寒：引起食欲不振的根本原因

胃部喜温恶寒，最容易受到寒气的影响。胃会分泌黏液保护胃壁，分泌消化液及胃酸来帮助消化。若长期过食生冷食物，寒气会随之进入身体，对胃黏膜造成刺激，使其血管收缩，胃液、胃酸分泌减少，胃肠的消化蠕动力量减弱，脾胃失其健运功能，从而降低了分解食物的能力，食欲自然下降。

防食欲不振宜吃食物

山楂
健脾消食

葡萄
益胃健脾

带鱼
暖胃补虚

鸡蛋
补脾和胃

点按中脘穴，预防便秘

精准取穴： 从肚脐中央向上 4 寸即是中脘穴。

推拿方法： 用拇指指腹着力点按中脘穴，用力均匀，有一定力度，感到指下有胃蠕动感或听到肠鸣更佳。

功效： 主治消化系统疾病，有效缓解便秘。

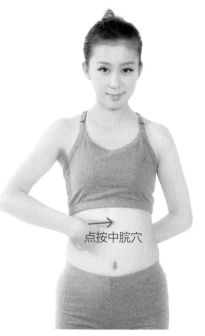

点按中脘穴

· 杨力推荐验方

君山银针茶：助消化，健脾胃

取君山银针 3 克，将 85℃ 左右的热水冲入杯中至 1/3 的高度，放入茶叶，再次冲入沸水至八分满后，盖上杯盖闷泡 5 分钟后饮用。

养好气血 年轻20岁 ·

补血益气
核桃鸡丁

材料 鸡胸肉 200 克，核桃仁 30 克，西蓝花 100 克，枸杞子 1 克。

调料 料酒 5 克，盐 3 克，植物油适量。

做法

❶ 鸡胸肉洗净，切丁，加少许料酒、盐，拌匀后腌 15 分钟左右；核桃仁烤热，放凉待用；西蓝花洗净，切小朵，用开水焯烫备用。

❷ 炒锅置于火上，倒入植物油烧热，下腌渍后的鸡胸肉炒至变色，放入核桃仁、西蓝花、枸杞子，加盐炒匀即可。

功效 这道菜适合脾胃虚寒引起食欲不振的人食用。

烹饪妙招 鸡胸肉加少许淀粉或蛋清腌渍，会更滑嫩。

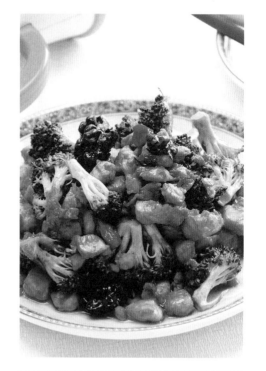

健脾补肺
山药玉米浓汤

材料 山药、胡萝卜各 80 克，鲜玉米粒 100 克，鸡蛋 1 个。

调料 葱花、盐各 3 克，水淀粉 10 克。

做法

❶ 山药洗净，去皮，切小块；胡萝卜洗净，去皮，切丁；鸡蛋打散。

❷ 锅中倒适量清水烧开，加入山药块、胡萝卜丁煮沸，加入鲜玉米粒煮熟，用水淀粉勾芡，再将蛋液缓缓倒入，轻轻搅拌。

❸ 煮开后加盐调味，撒入葱花即可。

功效 山药健脾养胃，玉米促进肠道蠕动，二者搭配有助于健脾益胃、养颜排毒。

烹饪妙招 把山药切碎食用，更容易消化吸收其中的营养物质。

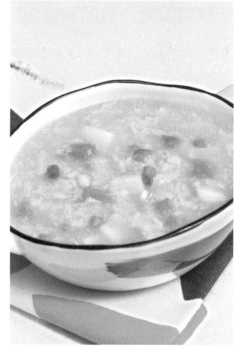

胃脘痛

打通气血，改善胃腑环境

典型症状 嗳气、胀气、恶心、呕吐、腹泻、胸闷

气虚脾弱：引起胃脘痛的根本原因

由脾胃受损、气血不调引起的胃痛，又称胃脘痛，引起胃痛的原因有过度紧张、饮食无规律、吃饱后马上工作或做运动、酗酒、嗜辣、常吃不易消化的食物等。

防胃脘痛宜吃食物

豇豆
补肾健脾

洋葱
健胃理气

胡萝卜
健脾胃，壮骨骼

猪瘦肉
补中益气

按压胃俞穴，预防胃脘痛

精准取穴： 肚脐水平线与脊柱相交椎体处，往上推2个椎体，其上缘旁开2横指处即是胃俞穴。

推拿方法： 用拇指用力按压穴位50～100次。

功效： 按压胃俞穴具有使背部放松及活络胃肠功能的效果，可缓解恶心、呕吐的症状。

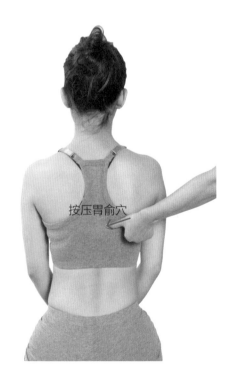

按压胃俞穴

> **· 杨力推荐验方**
>
> **玫瑰金盏菊茶：养胃和胃**
>
> 取玫瑰花3克、杭白菊2克、金盏花2克、薄荷叶干品1克，将所有材料一起放入杯中，倒入沸水，浸泡3～5分钟后饮用。

健脾胃，促消化
南瓜小米粥

材料 南瓜 200 克，小米 60 克。

调料 白糖 3 克。

做法

❶ 小米洗净；南瓜去皮、瓤和子，洗净，切小块。

❷ 锅置于火上，倒入适量水煮沸，放入小米和南瓜块，大火煮沸后转小火煮至黏稠，加白糖调味即可。

功效 胃脘痛时往往伴随食欲不佳，南瓜和小米搭配食用，可缓解胃部疼痛、增进食欲。

烹饪妙招 提前浸泡小米能够让小米在煮之前吸收到足够的水分，这样小米在煮粥的时候就更容易煮黏稠。

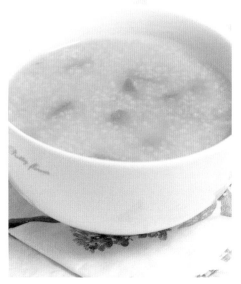

养脾健胃，补气血
萝卜炖牛腩

材料 牛腩 75 克，白萝卜 100 克。

调料 葱末、姜片各 5 克，料酒、酱油、盐各 3 克，八角、白胡椒粉各 2 克。

做法

❶ 牛腩洗净，切块，焯烫，捞出；白萝卜洗净，去皮，切块。

❷ 砂锅置于火上，放入牛腩、酱油、料酒、姜片、八角和适量清水，大火烧沸后转小火炖 2 小时。

❸ 加入白萝卜块，继续炖至熟烂，放入盐、白胡椒粉拌匀，撒上葱末即可。

功效 牛肉是补脾胃的佳品，有助于温补阳气、强健脾胃，减少胃脘痛发作。

烹饪妙招 切牛肉垂直于纤维的纹路，才能把筋切断，便于烹制菜肴。

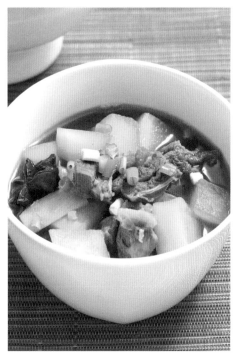

便秘 补中益气，一通百通

典型症状 排便次数减少、粪便量减少、粪便干结、排便费力

血虚津亏：引起便秘的根本原因

中医认为，便秘的病因可分为偏实和偏虚两大类。偏实的便秘是本身体质较壮，再加上吃多了辛辣食物，或者上火后，身体里面多余的火气烤干了大肠的水分所造成；偏虚的便秘是气血两虚造成大肠传送无力和肠内干燥。另外，有些年轻女孩因为节食减肥也会出现体虚便秘。

防便秘宜吃食物

糙米
刺激肠胃蠕动

红薯
促进排便

燕麦
通便，降脂

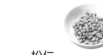

松仁
润肠通便

按压支沟穴，预防便秘

精准取穴： 前臂背侧，阳池穴与肘尖的连线上，腕背横纹上3寸，尺骨与桡骨之间即是支沟穴。

推拿方法： 用拇指指腹分别按压双侧支沟穴5～10分钟，由轻到重，以有酸麻胀痛感为度。

功效： 按压支沟穴可增强大肠传导功能，缩短大便在肠内停留的时间。

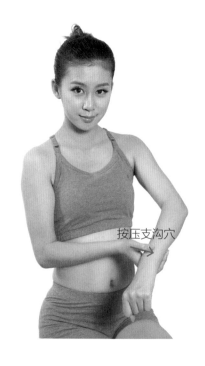

按压支沟穴

· 杨力推荐验方

桃花蜜茶：润肠通便

取桃花10克放入杯中，倒入沸水，浸泡3～5分钟后，滤出茶汤，待茶汤温热时调入蜂蜜后饮用。

润肠排毒，预防便秘
红薯糙米饭

材料 糙米 75 克，红薯 100 克。

做法

❶ 糙米洗净，用水浸泡 4 小时，沥干备用；红薯去皮，洗净，切成小丁。

❷ 锅置于火上，倒入泡好的糙米与适量水，放入红薯丁，盖上盖蒸至饭熟即可。

功效 糙米搭配红薯食用，能够调理肠胃、缓解便秘，提高机体免疫力。

烹饪妙招 糙米口感粗糙，可以适当加一点大米，这样口感会好很多。

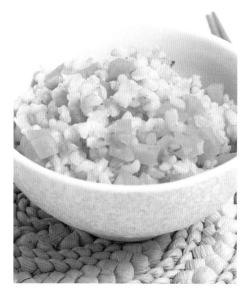

滑肠通便
醋腌藕

材料 藕 150 克。

调料 糖、盐、醋、香油各 3 克。

做法

❶ 将藕洗净，去皮，横切成薄片，然后在沸水中焯 30 秒，捞出盛入盘中。

❷ 放入糖、盐、醋和香油，与藕搅拌均匀即可。

功效 藕能清理肠道，刺激肠壁，促进大便排出；醋的酸性成分与胃里的消化液相似，能起到刺激肠道蠕动的作用，润肠通便。

烹饪妙招 将藕片放入淡盐水中浸泡，可以防止藕片氧化变黑。

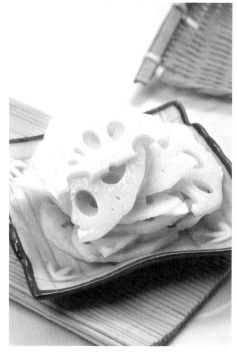

腹泻

温暖脾胃，泻立停

典型症状 大便次数增多、粪便溏薄、清稀有如水样或排便势急

脾胃虚寒：引起腹泻的根本原因

中医认为，突然改变饮食习惯或饮食生冷不洁、油腻、吃太多等都易伤到脾胃，导致脾胃运化失调，引起腹泻。女性朋友小肚子受凉会引起腹泻，多是体内阴盛阳衰、胃肠受寒导致的。调理当以补充阳气来平衡阴阳，缓解腹泻。

防腹泻宜吃食物

玉米
固涩止泻

菠萝
消食止泻

苹果
益脾止泻

莲藕
健脾止泻

按揉神阙穴，预防腹泻

精准取穴： 肚脐的正中央即是神阙穴。

推拿方法： 用食指指腹按揉神阙穴50～100次。

功效： 按揉神阙穴适用于泻痢，对治疗腹泻有很好的疗效。

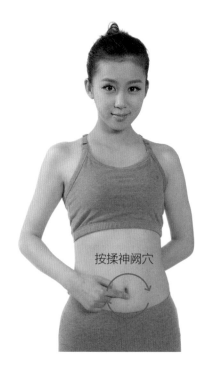

按揉神阙穴

· 杨力推荐验方

白扁豆粥：止泄泻，暖脾胃

将新鲜白扁豆100克或干扁豆50克，与粳米100克同煮为粥，每天早、晚温热服食。

止腹泻，培中气
桂圆莲子粳米粥

材料 粳米 100 克，莲子 20 克，桂圆肉 10 克。

调料 冰糖 5 克。

做法

❶ 将粳米、莲子、桂圆肉一起放入锅中，熬煮 30 分钟成粥。

❷ 加入冰糖化开即可。

功效 莲子具有收敛的作用，粳米是健脾胃、培中气的良药，这款粥适合腹泻的人食用。

烹饪妙招 莲子最好去心，不然会有苦味。干莲子一定要泡软、泡透后再煮，不然不容易煮面。

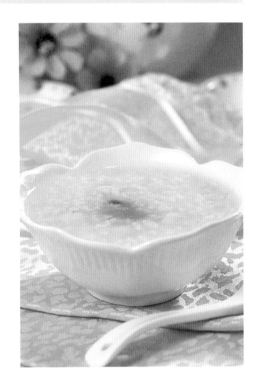

健脾止泻
茶树菇老鸭汤

材料 老鸭 1 只，茶树菇、火腿各 20 克，冬笋 10 克。

调料 大葱、姜各 6 克，盐 3 克。

做法

❶ 老鸭洗净，切块，焯水；茶树菇泡发、洗净；火腿切片；冬笋洗净，切段；大葱洗净，切段；姜洗净，拍散。

❷ 砂锅内加入清水，放入所有材料，加入葱段、姜，小火炖 3 小时后，加盐即可。

功效 茶树菇可健脾止泻，老鸭可补肾滋阴，食用此汤有利于温补养气。

烹饪妙招 泡发茶树菇的时候加白糖，能加快茶树菇的软化速度，缩短泡发时间，同时还能让茶树菇的味道更鲜美。

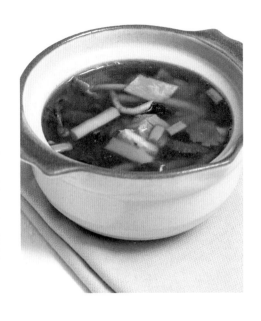

贫血

祛除脾胃寒气，促进气血生发

典型症状 面色苍白或萎黄、眩晕心悸、气短乏力、月经失调等

脾胃虚寒：引起贫血的根本原因

中医认为，脾胃是气血生化的源头，是机体的后天之本。脾胃一旦受寒，胃液分泌受到影响，蠕动消化能力减弱，则气血生成不足，脾统摄血液的功能也不正常。时间久了，机体各脏器、各部位的供血都受到影响，也就形成了贫血。

防贫血宜吃食物

樱桃
补中益气，养血

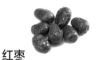

红枣
补血补铁，安心神

牛肉
补血，强筋骨健体

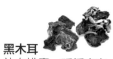

黑木耳
补血排毒，延缓衰老

按揉膈俞穴，预防贫血

精准取穴： 两侧肩胛骨下缘的连线与脊柱相交处旁开2横指处即是膈俞穴。

推拿方法： 用拇指指腹按揉膈俞穴100次。

功效： 按揉膈俞穴能活血通脉、理气宽胸，有利于治疗贫血。

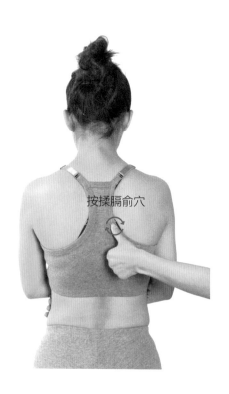

按揉膈俞穴

·杨力推荐验方

阿胶膏滋阴补血，防贫血

取200克阿胶打碎，在500毫升的黄酒里浸泡1周，等到阿胶呈海绵状，加入炒好磨成粉的黑芝麻、核桃、红枣（各100克），在锅里隔水煮或蒸1小时，蒸的过程中要不断搅拌，冷却即成冻膏，放入冰箱冷藏室。每天早、晚各1～2匙，温开水冲服。

补血益气
参须红枣鸡汤

材料 鸡肉 500 克，红枣 30 克，参须（人参须毛）10 克。

调料 盐 4 克，料酒 3 克。

做法

❶ 鸡肉洗净，切块，沸水焯烫，冲去血水备用；红枣浸泡片刻，洗净，去核。

❷ 将鸡块、参须、红枣和适量清水一起加入锅内，大火烧沸，加入料酒，转小火炖 40 分钟，加入盐即可。

功效 参须对于阳气虚损、气血不足有很好的疗效，与鸡肉、红枣一起煮汤食用，可以改善贫血症状。

烹饪妙招 参须要先用水洗净，因为在制作过程中很容易受到污染。

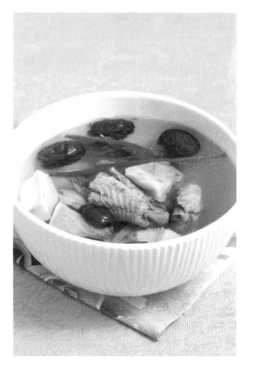

补益气血，预防贫血
广东南瓜红米粥

材料 红米 50 克，南瓜 100 克，红枣 15 克，红豆 20 克。

调料 蜂蜜 5 克。

做法

❶ 红米、红豆洗净，用水浸泡 4 小时；南瓜去皮去瓤，洗净，切小块；红枣洗净，去核。

❷ 锅内加适量清水烧开，加入红米、红豆、大火煮开后转小火煮 40 分钟，加红枣、南瓜块煮至米烂豆软，晾温，加蜂蜜调味即可。

功效 红米富含淀粉、植物蛋白质和铁质，可补充体力，有补血及预防贫血的功效；南瓜具有补中气、补血的作用。

烹饪妙招 蜂蜜可以用红糖来代替。

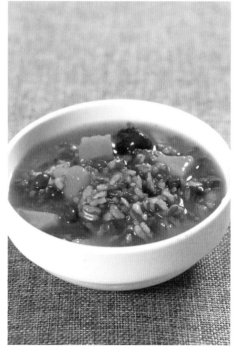

感冒

去除表邪，感冒除

典型症状 打喷嚏、鼻塞、咳嗽、头痛

体虚邪入：引起感冒的根本原因

　　一切对人体有损害作用的外部致病因素，中医概称为"邪气"，风邪就是指随风而来的邪气。如果休息不好、劳累、上火、出汗过多，这些邪气就易侵入身体，使经络阻塞，妨碍气血运行，使得气血流通不畅，人体的防御能力下降，于是就引起感冒。

防感冒宜吃食物

芥菜
利肺豁痰

雪梨
润肺止咳

枇杷
缓解咳嗽

百合
润肺去燥

按揉大椎穴，预防感冒

精准取穴： 低头时，摸到颈后突起最高的高骨，在这块高骨的下方凹陷处，按之酸麻即是大椎穴。

推拿方法： 用食指按揉大椎穴，以皮肤发热发红为度。

功效： 大椎穴是人体所有阳经汇聚之处，按揉此穴可抵御外邪，治疗外感表证引起的风寒、风热感冒。

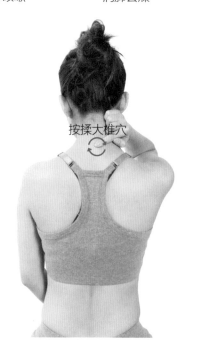

按揉大椎穴

> **· 杨力推荐验方**
>
> **党参紫苏茶：止咳理气**
>
> 　　取党参 3 克和紫苏叶 5 克放入杯中，用沸水冲泡，2 ～ 3 分钟后即可饮用。

润肺止咳
鲜藕百合枇杷粥

材料 小米 100 克，莲藕 50 克，鲜百合、
枇杷各 30 克。

调料 红糖 5 克。

做法

❶ 小米洗净；鲜百合剥开，洗净；莲藕洗净，
去皮，切片；枇杷洗净，去皮，去核。

❷ 锅内加适量清水烧开，加入莲藕片和小
米，大火煮开。

❸ 转小火煮 30 分钟，加入百合、枇杷煮至
黏稠，加入红糖即可。

功效 此粥可以很好地润泽呼吸道及肺，对
因肺燥津伤所致的咳嗽有较好的食疗
作用。

烹饪妙招 把剥皮的枇杷放在盐水、糖水或
冷水中保存，能防止变色。

理气润肺
玉竹麦冬银耳汤

材料 玉竹、麦冬各 25 克，干银耳 10 克。

调料 冰糖 5 克。

做法

❶ 银耳泡发，去蒂，洗净；玉竹、麦冬、
枸杞子洗净。

❷ 锅内放入玉竹、麦冬、银耳、枸杞子，
加入适量清水，煎煮 1 小时，加入冰糖，
搅拌至化开即可。

功效 此粥可润肺养阴、益胃生津、缓解肺
热咳嗽、清心除烦。

烹饪妙招 这道汤可用锅煮，也可用炖盅，
但用炖盅口感会更好。

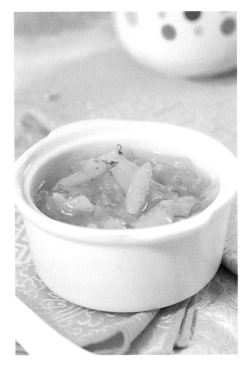

鼻炎

鼻子不灵，要疏通气血

典型症状 鼻塞、多涕、嗅觉下降、头痛、头晕

气血瘀滞：引起鼻炎的根本原因

中医认为，鼻子出问题都是受"气"影响引起的。《黄帝内经》中说："肺气通于鼻，肺和则鼻能知香臭矣。"如果肺脏健康，肺气充足，肺的肃降功能就很强，鼻子对外界的刺激就会很敏感。否则，肺气虚弱，浊气不能下降，清气不能上升，鼻子得不到肺气温煦，就会出现嗅觉障碍。

防鼻炎宜吃食物

红枣
补气养血

黑木耳
润肺补气

葱白
宣通肺气

香菇
健脾补虚

按揉迎香穴，预防鼻炎

精准取穴： 鼻翼外缘中点旁，鼻唇沟中间即是迎香穴。

推拿方法： 用两只手的食指指腹按住迎香穴，由内而外揉36圈；或从迎香穴向鼻根部反复错擦（即"浴鼻"）。

功效： 迎香穴在鼻旁，按揉此穴能治鼻病，可以宣通鼻窍、改善嗅觉；对于鼻塞、过敏性鼻炎、鼻出血等有良好的调理作用。

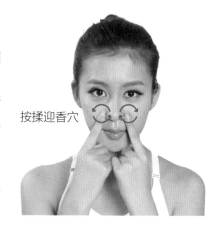

按揉迎香穴

·杨力推荐验方

塞葱白汁棉团，发散通气

取适量葱白洗净，捣烂，用纱布滤汁，放几小团指甲盖大小的药棉浸葱汁备用。治疗时先用棉签蘸淡盐水清洁鼻孔，然后将浸了葱汁的小棉花团塞入鼻孔内，保持数分钟，一开始感到刺鼻，渐渐会失去刺激性，效力消失后再换新棉团，每次如此塞半小时至1小时左右。一天2～3次。对葱汁过敏者慎用。

健脾益气
黑木耳炖猪肚

材料 水发黑木耳 50 克,净猪肚 1 个。

调料 葱段、姜片、植物油各适量,盐 3 克。

做法

❶ 水发黑木耳择洗干净,撕成小朵;净猪肚洗净,切成小块。

❷ 锅置于火上,倒入适量植物油烧热,炒香葱段和姜片,放入猪肚翻炒均匀,淋入适量清水大火烧开,转小火煮至猪肚九成熟,下入黑木耳煮至猪肚熟透,加盐调味即可。

功效 猪肚有补虚损、健脾胃的功效,与黑木耳搭配可散寒通窍,缓解鼻炎症状。

烹饪妙招 清洗时,要剖开猪肚,取适量盐撒在猪肚两面,然后正反面反复揉搓,重复 2～3 次,再用清水冲洗。

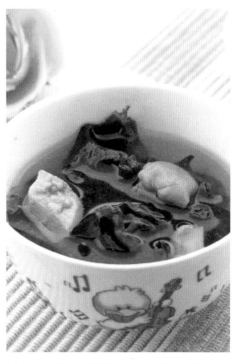

固表通窍
兔肉炖南瓜

材料 南瓜 250 克,兔肉 150 克。

调料 葱花 5 克,盐 3 克,植物油适量。

做法

❶ 南瓜去皮去子,洗净,切块;兔肉洗净,切块。

❷ 炒锅置于火上,倒入植物油烧至七成热,加葱花炒香,放入兔肉翻炒至肉色变白。

❸ 倒入南瓜块翻炒均匀,加适量清水炖至兔肉和南瓜块熟透,用盐调味即可。

功效 兔肉可健脾补气,南瓜可开胃益气,二者搭配可增强补肺健脾、益气生阳的功效,帮助宣肺通窍。

烹饪妙招 兔肉沿着纹路切,加热后能保持菜肴的形态,肉味会更新鲜。如果切法不当,兔肉加热后会变成粒屑状,而且不易煮烂。

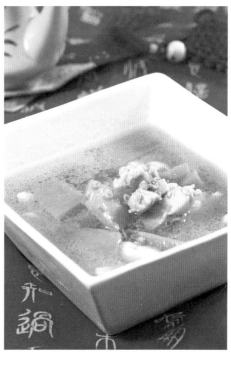

乳腺炎

气血调和，乳脉不痛

典型症状 乳头溢液，乳房肿胀、疼痛、高热，乳腺外形改变

肝气郁结：引起乳腺炎的根本原因

乳腺炎是产褥期的常见病，通常是指乳腺的急性化脓性感染，最常见于哺乳妇女，尤其是初产妇。中医认为，产妇产后情志抑郁，肝气郁结，日久化火，易并发乳腺炎。

防乳腺炎宜吃食物

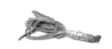

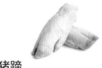

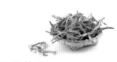

橘子
疏肝解郁

莴苣
清热通乳

猪蹄
补气通乳

干黄花菜
安神解郁，通经活络

按揉乳根穴，预防乳腺炎

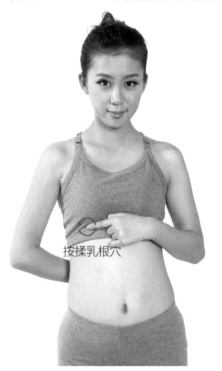

按揉乳根穴

精准取穴： 乳头直下，乳房的根部即是乳根穴。

推拿方法： 用食指或中指指腹按揉乳根穴1～3分钟，以不感疼痛为度。

功效： 按揉乳根穴可疏通局部气血，促进乳汁分泌。

· 杨力推荐验方

夏枯草茶：通乳开窍，散气解郁

取夏枯草10克，将其放入杯中，冲入沸水，盖盖子闷泡10分钟后饮用。

清热消肿
红豆双皮奶

材料 牛奶1袋（240克），熟红豆10克，蛋清20克。

调料 白糖5克。

做法

❶ 蛋清中加入白糖搅拌均匀；牛奶用中火煮开，倒入碗中，放凉，表面会结成一层奶皮，将牛奶倒入蛋清中，碗底留下奶皮。

❷ 把蛋清牛奶混合物沿碗边缓缓倒进碗中，奶皮会自动浮起来，盖上保鲜膜，隔水蒸15分钟，关火闷5分钟，冷却后加上熟红豆即可。

功效 红豆可利水消肿，适宜产妇、乳母食用，有消肿、催乳之功效。

烹饪妙招 红豆中含有酶，易在肠道产气，加少许盐可助排气。

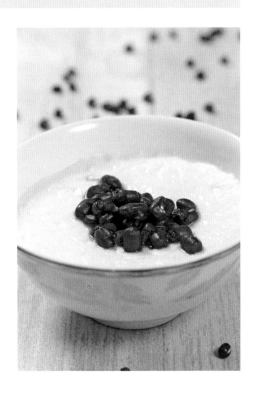

活血化瘀
益母草红糖粥

材料 大米100克，益母草30克。

调料 红糖5克。

做法

❶ 益母草清洗干净；大米洗净，用水浸泡30分钟。

❷ 锅置于火上，倒入益母草和清水，熬煮约30分钟，去渣留汁，放入大米，改小火熬煮至粥黏稠，加红糖调味即可。

功效 益母草可活血消肿，红糖可益气补血，两者和大米一起煮食，可以有效改善女性乳腺炎的症状。

烹饪妙招 宜选购质嫩、茎细、颜色绿、无杂质的益母草。储存益母草时，宜放在阴凉处，防潮。

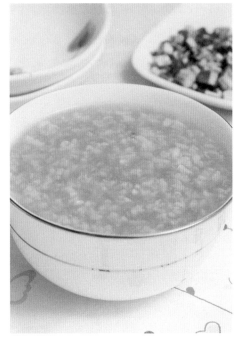

盆腔炎

健脾利湿，调理气血

典型症状 下腹部坠胀疼痛、腰骶部酸痛

脾虚体寒：引起盆腔炎的根本原因

中医认为，女性情志不畅、劳倦内伤及外感邪毒、气血瘀滞易致气血失调、冲任受损，继而发生盆腔炎。祛除湿邪、调和气血、疏经通络、健脾益肝，有利于改善盆腔炎症状。

防盆腔炎宜吃食物

樱桃
健脾祛湿

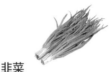

韭菜
祛湿解毒

紫菜
利水除湿

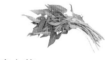

空心菜
利湿解毒

按揉肾俞穴，预防盆腔炎

精准取穴： 两侧肩胛骨下缘的连线与脊柱相交处为第7胸椎，往下数7个突起的骨性标志，在其棘突之下旁开1.5寸处即是肾俞穴。

推拿方法： 用拇指指腹按揉肾俞穴50～60次，两侧同时或交替进行。

功效： 按揉肾俞穴可滋阴补肾、顺气化湿、调节内分泌，能有效缓解盆腔炎的不适症状。

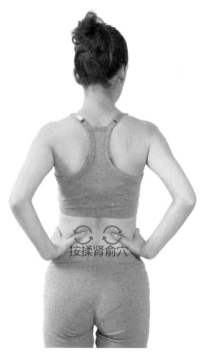

按揉肾俞穴

> **·杨力推荐验方**
>
> ### 冬瓜子茶，清热利湿
>
> 取冬瓜子干品15克，将冬瓜子放入锅中，倒入适量清水，大火烧沸后小火煎煮约20分钟。待茶汤温热后即可饮用。一般可每天服用2次，连服5～7天。

养好气血　年轻20岁　·

清热活血
清蒸茄子

材料 茄子 400 克。

调料 生抽、蒜末各 3 克，香油、盐各 2 克。

做法

❶ 茄子洗净，去蒂，切段，装入盘中，放在蒸锅里蒸 15 ~ 20 分钟。

❷ 将蒸熟的茄子取出，倒掉多余的汤汁。

❸ 用筷子将茄子戳散或者用手撕成细条，加入生抽、蒜末、盐、香油拌匀即可。

功效 茄子具有散血消肿、清热解毒的功效，有助于缓解盆腔炎的症状。

烹饪妙招 在炒茄子之前，先将茄子焯烫熟，或盖上保鲜膜在微波炉里加热。这样再炒时茄子就不会过分吸油。

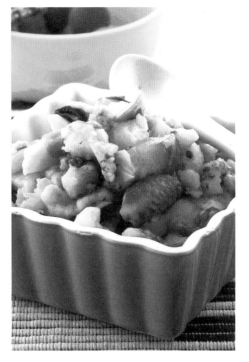

补血止痛
当归大米粥

材料 大米 50 克，当归 15 克，干红枣 20 克。

调料 白糖 5 克。

做法

❶ 当归用温水浸泡片刻；大米洗净，浸泡 30 分钟；干红枣洗净，用温水泡发。

❷ 锅置于火上，放入当归和清水，中火煮沸后转小火熬煮 30 分钟，去渣取汁，加大米、红枣和适量清水，煮至米烂粥稠，加白糖即可。

功效 当归可活血化瘀，大米可健脾补胃，此粥适用于气血不足引起的盆腔炎。

烹饪妙招 干红枣在煮制之前去核，食用的时候更方便。

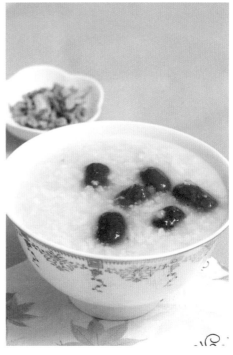

第四章 气血不足，常见病就会找上门 ·

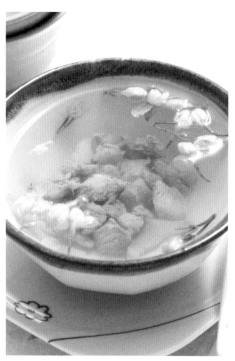

理气开郁
茉莉乌鸡汤

材料 乌鸡肉150克，鲜茉莉花8朵，鸡蛋清10克。

调料 盐、料酒、葱末、姜末、白胡椒粉各3克，鸡汤500毫升。

做法

❶ 茉莉花去梗，洗净；将乌鸡肉切块，用葱末、姜末、鸡蛋清调匀。

❷ 将乌鸡肉块入沸水中烫熟捞出，放入碗内，然后放上茉莉花。

❸ 将鸡汤烧沸，调入盐、白胡椒粉、料酒，调匀后，冲入碗内即可。

功效 茉莉花可行气止痛、解郁散结，利于缓解盆腔炎的症状。

烹饪妙招 鲜茉莉花可装入干净的密封袋中，放入冰箱冷藏。

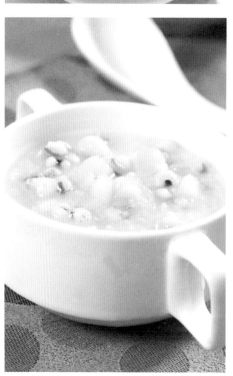

健脾利湿
薏米山药粥

材料 薏米、大米各50克，山药30克。

做法

❶ 薏米、大米分别淘洗干净，薏米用水浸泡4小时，大米用水浸泡30分钟；山药洗净，去皮，切成丁。

❷ 锅置于火上，倒入适量清水烧开，放入薏米大火煮沸，再加入山药丁、大米，转小火熬煮至山药及米粒熟烂即可。

功效 此粥具有健脾益胃、利水渗湿的功效，盆腔炎患者可做辅助食疗。

烹饪妙招 食用此粥加入适量红糖，活血散瘀、补脾缓肝效果更佳。

第五章

女性四大生理周期，
气血调理很关键

经期气血足，
月经顺畅烦恼少

月经结束后的 7 天，是女性补血的黄金周

月经结束后的 7 天，即生理周期第 7～14 天是补血的最佳时期，女人要补血护肤就要好好把握这 7 天的最佳黄金时间。

· 7 天中，多吃一些补血食品

在这 7 天时间中，多吃一些补血食品，如红豆、黄豆、蚕豆、桂圆、桑葚、葡萄、小米、黑木耳、牛肉、乌鸡等。黑木耳红枣粥、红枣桂圆粥、香菇瘦肉汤等都是补血的黄金搭配。饮食搭配种类广泛，形色多样，宜时常变换品种。同时在烹调食物时要精工细作，以软烂易消化为主。食用时最好少吃多餐，不要过饱或过饥。

健脾养胃，改善肤色
山药乌鸡汤

材料 乌鸡 1 只，山药 100 克，枸杞子 10 克。

调料 盐 3 克，葱段、姜片各适量。

做法

❶ 山药去皮洗净，切片；乌鸡宰杀去内脏洗净，焯烫后捞出，冲洗干净；枸杞子泡洗干净。

❷ 煲锅内加适量清水煮沸，放入乌鸡、姜片、葱段，大火煮沸后改小火煲约 1 小时，加山药煮 20 分钟，加枸杞子继续煲10 分钟，加盐调味即可。

功效 乌鸡可以补肝养血，山药健脾补肾，枸杞子补养肝肾。三者合在一起煮汤，补养气血的效果更好。

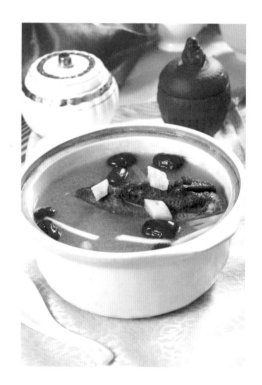

"大姨妈"总姗姗来迟，喝山楂红糖水祛寒散瘀

月经让女人又爱又烦，规律的月经预示着女人的健康，虽然来月经会有各种不便，但是如果月经不按时来就说明身体可能出状况了。

• 月经总延后，是身体中寒气较大引起的

我邻居家的小女儿，有半年时间都是月经延后，她觉得只要来就正常，延后几天并不是什么大事儿。有一天她妈妈跟我说起了这个情况，我听完找时间给姑娘号了个脉，告诉她这是月经不调，是身体中寒气较大引起的，主要表现为手脚冰凉，经期总是推迟延后。

• 调理经期延后，祛寒是关键

女性经前，雌激素的分泌本来就减少，血液循环减慢，此时若再受寒，会使雌激素的分泌更少，使女性出现排卵障碍，最直接的表现就是月经失调和引发其他妇科疾病。所以，关键的一点就是祛寒。

• 山楂红糖水，活血调经功效强

山楂具有活血化瘀的功效，而红糖是女性不可缺少的补气养血佳品，女性可以常备这两种食材，在经期喝山楂红糖水，调理经期滞后。

补血化瘀
山楂红糖水

材料　山楂50克，红糖适量。
做法　山楂洗净，放入砂锅中，加入清水，
　　　　用小火煮1小时，去渣；然后放入红
　　　　糖，融化后搅拌均匀即可食用。
用法　经期每天1剂，分早、晚2次服用。

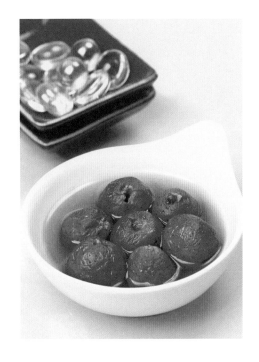

温馨提示

山楂具有活血化瘀的功效，红糖具有驱寒暖宫的功效，这道汤水宜温热时食用，很适合宫寒的女性。

经量稀少，黑木耳核桃仁粥能改善

　　一般情况下，女性在 45 岁后月经量渐少是气血不足、生殖功能减退的外在表现，可现在有很多 35 ～ 40 岁的女性看中医，要让她们月经量增加。对于这种情况，补血养血固本才是关键。

▪ 黑木耳、核桃仁，阴阳互补调理月经

　　中医认为，黑木耳有活血行经、畅通血脉的功效，而且黑木耳补肾阴；核桃仁有补血养气、补肾填精的功效，可以补充肾阳。黑木耳与核桃仁阴阳互补，让气血充沛，帮助改善女性月经量少的症状。

补益气血
黑木耳核桃仁粥

材料　大米 100 克，水发黑木耳 50 克，核桃仁 15 克，红枣 30 克。

调料　冰糖适量。

做法

❶ 大米淘洗干净；水发黑木耳洗净，撕成小朵；核桃仁碾碎；红枣洗净，去核。

❷ 锅置于火上，将大米放入锅中，加水煮至六成熟，加入黑木耳、核桃仁、红枣，先用大火煮至滚沸，再转小火熬成稠粥，然后加入冰糖搅拌均匀即可。

功效　此粥适用于因气血不足引起的月经过少，伴有头晕、乏力、气短等症状。

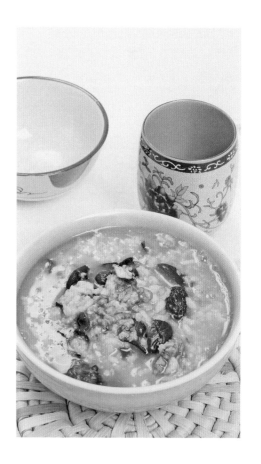

温馨提示

　　经量过多的女性不宜食用。黑木耳、核桃仁有活血抗凝的作用，经量过多的女性食用后症状会加重。

养好气血　年轻20岁

经期乳房胀痛，喝玫瑰花陈皮茶

根据中医理论，经期乳房胀痛主要是肝气郁结、疏泄失常导致的。中医经络学认为，女性乳房属足厥阴肝经，通过冲、任、督三脉与子宫相联系。所以，如果肝经出现问题，就会在乳房部位有所反应。调理经前乳房胀痛，主要的方法就是疏通肝经，行气解郁。

▪ 玫瑰花 + 陈皮，疏肝解郁、缓解乳房胀痛

玫瑰花有疏肝解郁、行气活血的作用；陈皮就是橘皮，其放置的时间越久，药效越强，所以叫陈皮。中医认为，陈皮性温，具有温胃散寒、理气健脾的功效，可以调理胃部胀满、食欲缺乏、消化不良等症。陈皮搭配玫瑰花，能起到疏肝解郁的作用，从而缓解乳房胀痛。

▪ 如何选购陈皮

一般中药店和超市都有陈皮销售，选购以皮薄而大、色红、香气浓郁者为佳。

疏肝解郁
玫瑰花陈皮茶

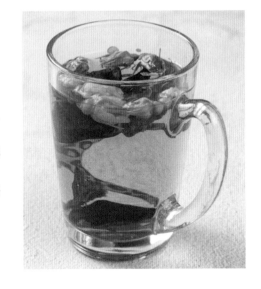

材料　玫瑰花5克，陈皮8克。

做法

❶ 将玫瑰花从花蒂处取散成瓣，洗净控干，与切碎的陈皮同放入有盖杯中。

❷ 用刚煮沸的水冲泡，拧紧杯盖，闷置15分钟即成。

❸ 一次用料通常可冲泡3～5次，当日喝完，玫瑰花瓣、陈皮也可一并嚼服。

用法　隔日泡服1剂，经前连服7天。

功效　疏肝解郁，缓解乳房胀痛。

杨力提示

热敷可缓解乳房疼痛

如果乳房胀痛厉害，还可以试试热敷的方法。可用热水袋敷或洗热水澡等方式，起到加速局部循环、减轻水肿、缓解乳房胀痛的作用。

经期下腹冷痛，吃红糖艾叶水煮鸡蛋

经期下腹冷痛是痛经的一种表现，属于寒凝血瘀型痛经。由于平时感受寒邪、过食生冷、冒雨涉水或久居潮湿之地，而导致寒凝血瘀。调理以活血化瘀、暖宫止痛为主。

▪ 红糖艾叶水煮鸡蛋，缓解冷痛

孙女士经常受到痛经的困扰，她痛经时常手脚冰冷，有时痛得直冒冷汗，经常需要倒在床上捂着肚子，才觉得舒服点，过很长时间才能缓解。她找医生咨询，医生给她号脉后告诉她是因为体内寒湿导致的，让她平时少吃寒凉的食物，还给她介绍了一个小偏方——红糖艾叶水煮鸡蛋。服用后，痛经有了明显改善。

调经止痛

红糖艾叶水煮鸡蛋

材料 艾叶 10 克，鸡蛋 2 个，红糖适量。

做法 将艾叶加水煮成汁，加入煮好去壳的鸡蛋和红糖，再煮 10 分钟即可。

用法 经前服用，每天 1 次，连服 7 天。

功效 温经止痛，缓解痛经。

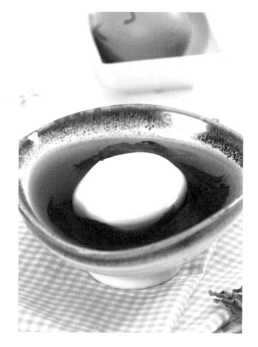

温馨提示

要趁热食用，若放凉后再食用，调理效果不明显。

杨力提示

喝牛奶红糖水，让肚腹不再冷冰冰

将 5 克红糖放入 500 毫升牛奶中，搅拌均匀后煮沸，即可饮用。每天 1～2 杯，可以调理寒凝血瘀引起的痛经，对于食欲不振也有疗效。

经期腰部冷痛，隔姜灸神阙穴

肚脐又名"神阙穴"，自古以来就被养生家誉为保健养生"要塞"。神阙穴是任脉中的要穴，任脉总领人体的阴经经脉，循行人体前正中线，上连心肺，中经脾胃，下通肾脏，是人体经络之气汇聚的地方。

▪脐为脏腑之本，元气之根

中医认为，脐为五脏六腑之本、元气归脏之根。肚脐内通五脏六腑，有培元固本、健脾和胃、行气活血的作用，具有向四周及全身输布气血的功能。

▪温暖神阙，祛寒暖宫止腰痛

脐疗有温经通络、调理气血、补益脏腑的功效，冬季进行脐疗可调理脾胃虚寒，也能使身体气血循环畅通。缓解经期腰痛，可以采用隔姜艾灸神阙穴的方法。

艾灸和生姜的共同作用，能消除体内的寒气，使气血调和，有疏通脏腑经络、温经暖宫、化瘀止痛的作用。艾灸，适合长期坚持做。经常痛经的女性朋友，时常艾灸对身体很有好处。

▪隔姜灸神阙穴这样做

将新鲜生姜切成厚约 0.3 厘米的薄片，用针在姜片上扎几个小孔放在肚脐上。取艾炷放在生姜片上点燃施灸。每次灸 10 ～ 15 分钟。

艾炷隔姜灸神阙穴

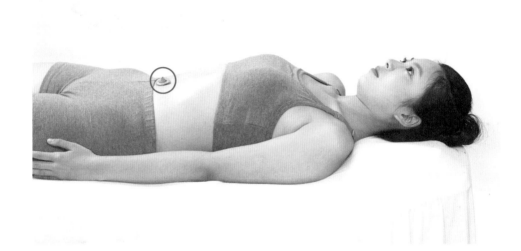

经期头痛，用红酒煮苹果通经止痛

经期或经期前后出现以头痛为主要症状的病症，称为"经期头痛"。此为临床常见病证之一，可因精神因素而诱发。

▪ 经期头痛多因气滞血瘀引起

中医认为，经期头痛是由于长期生活习惯不良或情绪不定引起的，这些原因会导致体内毒素长期瘀滞，毒素进入血管，引起血管扩张，从而造成头痛。调理经期头痛，以活血化瘀为主。

▪ 红酒苹果通经活络，改善头痛

红酒能够通经活络，缓解经期头痛；苹果含有多种维生素和酸类物质，可扩张血管，解除痉挛。

活血止痛
红酒煮苹果

材料 苹果2个，红酒适量。

做法 苹果去皮，用刀切成月牙状。把苹果放到锅里，倒入红酒没过苹果，用中火炖煮15分钟，关火。苹果在红酒中浸泡2小时后，即可食用。

用法 每天晚上食用1次。

功效 活血化瘀，缓解经期头痛。

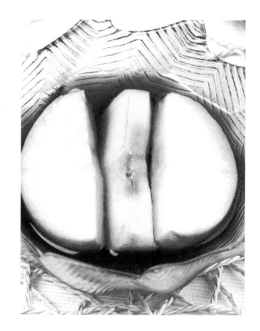

杨力提示

热水泡手、热毛巾外敷头部，可活血止痛

用一盆热水浸泡双手，并用热毛巾外敷头部，每次20分钟；不断用尖头梳子梳理头皮，可改善脑部供血。

轻松缓解宫寒痛经的小窍门

很多女性朋友在"好朋友"来拜访时会有小腹坠胀、腹部寒冷、疼痛难忍等痛经感受，如何才能安然度过每月的那几天呢？下边教给你一些小方法。

▪ 经期尤其要注意腰腹的保暖

"子宫暖，气色好；子宫寒，疾病生。"可见，对女人来说，做好保暖，尤其是腰腹中心的保暖，并注意下身要少受凉是非常重要的。经期女性体内雌激素含量高，同时大量失血，比平时更怕冷，因此更要做好保暖工作，尤其是腰腹的保暖，这样不仅可以保证子宫的温暖，同时，还能形成一个腰腹的温暖中心，使热量由此向四肢传导，升高全身的温度。

▪ 热水袋敷小腹

非常时期，保持身体暖和非常重要，这样可以加速血液循环，并松弛肌肉，尤其是针对痉挛及充血的骨盆部位。除了多喝热水、姜红茶外，用热水袋给腹部加温，也是一个不错的选择。这样能够温暖子宫，促进血液流通，并使血液的瘀阻迅速缓解，从而消除腹部胀痛。

▪ 泡脚＋搓脚心

中医认为，脚是人体的"第二心脏"，尤其是月经来潮时，直接用热水或加入生姜、艾叶、益母草、红花、盐等泡脚，不仅有助驱除体内寒气，赶走痛经的"元凶"，还有助于促进经血的顺畅排出。

泡完脚后，盖好被子，仰卧在被窝中，伸直左脚，脚尖前伸，放平脚背，用右脚心搓左脚背 100 次；然后两脚交换，同样搓 100 次，搓热即可。

一到冬天就手脚冰凉、睡不热、两脚不敢伸直、整夜蜷成一团的女性，经常坚持这种方法，不仅可以止痛暖身驱寒，还可促进睡眠。

● 泡脚时加入这些中药可以驱除寒气，保持经络畅通 ●

生姜 10 克

温中散寒

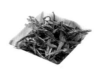

艾叶 10 克

祛寒，除湿，通经络

益母草 5 克

祛瘀调经

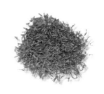

红花 5 克

散瘀止痛

孕期补气血，精心孕育小生命

女人的胎孕生产，都与脾胃密切相关

一般认为，女人的胎孕生产和生殖系统有关系，却没听说过和脾胃有什么联系，其实并不是这样的。

▪胎儿的健康发育离不开母体脾胃的作用

脾胃的主要功能是运化水谷精微，后天的营养物质要通过脾胃的运化作用才能在机体运行输布，才能被机体利用，才能提供足够的能量用来孕育胎儿。因此，胎儿的健康发育和成长自然也离不开母体脾胃的作用。

脾胃功能低下，母体的营养跟不上，就会影响胎儿的正常发育，出现生长迟缓的现象，严重的话甚至出现胎儿停止发育而流产的情况。水液的运行输布也依靠脾胃的作用，脾胃失常，很容易导致羊水过多或过少，羊水是胎儿成长的培养基，羊水异常会影响胎儿的发育。

另外，脾主肌肉，肌肉的收缩作用、韧带的悬挂作用都和脾气密切相关。胎儿在子宫内发育成长，给子宫和腹部造成的重力作用越来越大，若孕妇脾胃虚弱，脾气不足，就很难维系胎儿的重量；若子宫下坠严重，就很容易出现出血、腹痛的症状。所以大月份的流产大多数和脾胃的功能虚弱有关系。

▪谨记饮食"三忌"，脾胃才能不受伤

忌用生冷食物当早餐：早晨的时候，大地温度尚未回升，人体的脏腑、筋骨皮毛、肌肉等组织还处在收缩的状态，体内的正气开始升发。如果这时候吃喝冰冷的食物，会使脏腑受损、气血瘀滞。所以，早餐应该吃热食，这样才能暖养脾胃、呵护脏腑。

忌喝碳酸饮料：喝碳酸饮料对肠胃没有好处，而且还会影响消化，容易引起腹胀，甚至造成肠胃功能紊乱。碳酸饮料有损脏腑的健康，对气血的新陈代谢和骨髓有不利影响。

忌食腌制食品：腌制食品是指鱼肉经过熏烤腌制，豆制品、蔬菜瓜果经过腌制发酵而制成的食品。腌制食品含有大量的盐分，会损伤胃肠，引起胃肠炎症；也会对经络气血的循环不利，从而增加发生高血压的风险。另外，蔬菜在腌制的过程中，成分已经发生了根本的改变，其中的营养成分几乎"全军覆没"。长期食用腌制食品，会造成身体营养不良、气血亏虚、皮肤晦暗。

宫寒的女人难受孕

夏天天气炎热，很多女性朋友喜欢享受空调的凉爽，但过于贪凉，却让子宫不爽了。子宫并不喜欢这种"凉爽"，反而更喜欢温暖。长期如此"凉爽"，子宫就会受寒，功能降低，出现各种不适，甚至造成女性不孕。

扫一扫，看视频

▪ 为什么说子宫是最怕受寒的

"宫寒"，顾名思义，也即是"子宫寒冷"。中医里的"宫"，不仅仅是孕育宝宝的那个"房间"，它的范围要更大些，包括子宫、卵巢等多个器官。

子宫是最怕寒冷的。"百病起于寒"，子宫受寒，是造成女性不孕，或妊娠后胎儿发育迟缓、不良的根本原因。

▪ 三类女性更易患"宫寒"

阳虚体质者：此类体质者，平日就怕冷，手脚容易发凉，体内"阳气"不足，所以出现"宫寒"的概率比其他体质的人群要大。

贪冷的女性：特别爱吃冷饮，或贪图空调的凉爽，或为了漂亮，隆冬时节着装单薄，让腰腹部着凉，这些女性都是易出现子宫寒冷的人群。

脚部受寒的女性：脚后跟是子宫和卵巢的反射区，脚部受寒，就使子宫和卵巢的反射区受寒，也易导致子宫寒冷。

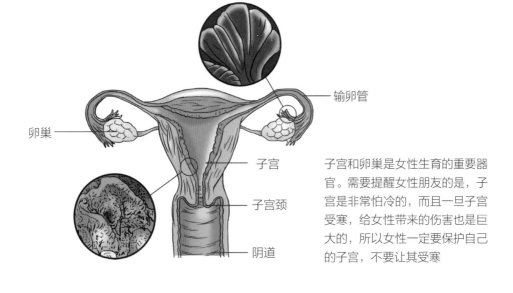

输卵管

卵巢

子宫

子宫颈

阴道

子宫和卵巢是女性生育的重要器官。需要提醒女性朋友的是，子宫是非常怕冷的，而且一旦子宫受寒，给女性带来的伤害也是巨大的，所以女性一定要保护自己的子宫，不要让其受寒

▪生活中注意预防宫寒

1.平时，尤其是立秋后，尽量少吃或不吃冷食冷饮及性味虚寒的食物，也不要吃直接从冰箱里取出的食物，最好先放置一段时间后再吃。

2.平时常吃补气暖身的食物，如核桃、红枣、花生、生姜、红糖等。

3.注意防寒避湿，尤其是经期，一定要避免淋雨、涉水、游泳、湿发出门等，尤其要防止下半身受凉，注意保暖。

▪办公室里防宫寒

在办公室常备一件外套或披肩，这样即使夏季穿吊带的衣服，也能够护住肩膀；在穿裙子时，还可用披肩护住腿部，尤其是膝盖，使其不受凉。

不能坐在空调下边，尤其不要让空调直接吹着自己，冷风直吹到背部、腰部，对人体会造成很大伤害。

趴在办公桌上睡觉，会无意中露出后腰，再加上睡眠时毛孔开放，就容易被寒邪所伤。另外，每天不要在空调房待8小时以上，中午去室外走走，让体内有寒气也能发散出来。

泡一杯艾叶茶。每次取10～20克艾叶，放在茶杯中浸泡20分钟，即可饮用，可以温经散寒。

▪粗盐热敷腹部，可温暖子宫

海盐250克，花椒30粒，葱花适量，毛巾1条。将海盐、花椒、葱花放入锅里干炒，待葱花变黄即盛出；将炒好的材料用毛巾包好，放在腰上或小肚子上热敷。每天早、晚各敷1次，可以温暖子宫，帮助排出瘀血。

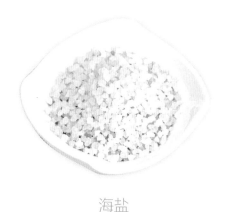

海盐

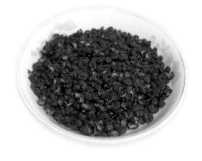

花椒

宫寒引起的怀孕困难，用阿胶糯米粥补血暖宫

阿胶不仅能促进血中红细胞和血红蛋白的生成，还能促进钙的吸收。多用于调理各种出血或贫血等，子宫内的血液畅通了，宫寒的症状就能有所缓解。

马女士婚后3年，没有生育。她和丈夫之前看过医生，做过许多检查，男方各方面都正常，女方也没患上具体病症，只是月经经常推迟，来月经时总是小腹疼痛、手脚冰凉，热敷后疼痛得到缓解。这是典型的宫寒不孕。马女士后来经常服用阿胶糯米粥，终于怀孕了。

▪ 阿胶，出自驴身上的补血佳品

阿胶，为驴皮熬成的胶块，因出自山东东阿，所以称为阿胶，为补血佳品。《本草纲目》中称其为"圣药"。

▪ 人群宜忌

脾胃虚弱、食欲缺乏者及体内有痰湿或呕吐、泄泻、感冒发热者不宜食用。

补血益气
阿胶糯米粥

材料　阿胶12克，糯米60克。
调料　黄酒、红糖各适量。
做法
❶ 阿胶用黄酒浸泡化开，糯米浸泡2小时。
❷ 锅置于火上，放糯米和适量水，大火烧开后改小火。
❸ 粥熟时，放入阿胶，小火继续熬煮。
❹ 待粥烂熟时，放红糖，搅匀。
功效　阿胶补血养血，与糯米同食，可以防治宫寒不孕。

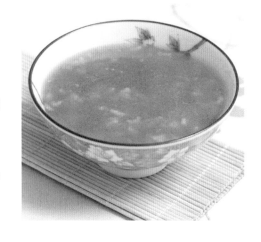

妊娠呕吐不想吃饭，用甘蔗姜汁来止呕

孕期准妈妈经常会有反胃呕吐的问题，经常呕吐，吃不下东西，营养就会跟不上，家人也都跟着着急。

▪ 怀孕呕吐胃口差，甘蔗姜汁帮你忙

28 岁的姑娘小范怀孕不久就开始呕吐，每一次用餐都成为折磨。她起初觉得呕吐一阵子就会好，可 1 个月过去了，她的呕吐症状反而越来越严重。小范很担心自己这样吐下去，肚子里的宝宝吸收不到充分营养，非常焦虑。我为她介绍了一个食疗方——甘蔗姜汁。小范用了不到 1 个疗程，呕吐就明显缓解了。

▪ 甘蔗 + 姜，清热和胃，降逆止呕

甘蔗能够滋养润燥、清热润肺，可以清热和胃、生津止渴；姜有暖胃的功效，可以降逆止呕。两者打成汁服用，对于缓解妊娠呕吐有很大的帮助。

和胃止呕
甘蔗姜汁

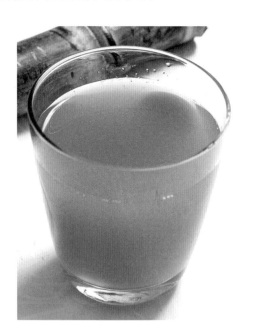

材料 甘蔗 150 克，新鲜生姜 20 克。

做法 甘蔗去皮，生姜洗净去皮，均切成块，一起榨汁。

用法 每次服用 30 毫升，每天 3 次。

功效 缓解妊娠呕吐。

> **温馨提示**
>
> 发红霉变的甘蔗易产生有毒物质，应避免挑选和食用。

赤小豆鲤鱼汤，有效去除妊娠水肿

赤小豆，也就是我们生活中用的红豆，有清热祛湿、利水消肿、清心除烦、补血安神的功效。鲤鱼味甘、性平，入脾、肾、肺经，有补脾健胃、利水消肿、通乳、清热解毒、止嗽下气的功效。

赤小豆搭配鲤鱼，消肿效果好

中医认为，鲤鱼本身就是利水的食物，和赤小豆一起煮后，作用更强。其实，许多女性孕期水肿是因为体内运化之力不足导致的，如腿部水肿。这时候，喝赤小豆鲤鱼汤，有利于消肿。

消肿利尿
赤小豆鲤鱼汤

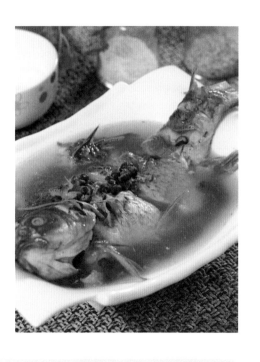

材料 鲤鱼250克，赤小豆100克。
做法 鲤鱼去内脏及鳞，洗净，赤小豆洗净；鲤鱼和赤小豆一起入锅煮熟食之，不用加盐。
用法 每天喝汤1次，食鱼、豆，连吃数日。
功效 主治脾虚型妊娠水肿。

温馨提示

如果孕期水肿消了，就不用再喝此汤，因为孕妇饮食的原则是多样性，不要一直吃同一种食物。

杨力提示

妊娠水肿，谨防妊娠高血压

如在妊娠晚期只是脚部、手部轻度水肿，无其他不适，可不必做特殊治疗。通常到了晚上水肿会稍重一些，经过一夜睡眠水肿会减轻。如果早上醒来后水肿还很明显，整天都不见消退，最好及早去看医生，以防合并轻度妊娠高血压综合征。

孕期烦躁，喝莲子银耳汤清心除烦

怀孕初期，孕妇身体会有所变化，常会导致孕妇精神紧张、烦躁不安。中医认为，孕妇烦躁不安主要是阴血不足、阴虚火旺或肝气郁结引起的。主要症状表现为烦热、失眠多梦、夜间盗汗等。缓解孕期烦燥，以清凉除燥、养心安神为主。

▪ 银耳＋莲子，清心除烦的佳品

银耳含有丰富的磷脂，具有补脾健胃、清凉除燥的功效，对虚火上升、烦躁失眠、食欲不振或虚不受补的孕妇有良好的效果；莲子有养心安神的功效。

补脾安神
莲子银耳汤

材料 莲子 50 克，水发银耳 15 ～ 30 克。
调料 冰糖少许。
做法 将莲子用热水泡发，放入锅中，加适量清水煮汤。待莲子煮烂，再加入水发银耳煮熟，随后加入冰糖煮至化开即可。
用法 每周食用 2 ～ 3 次。
功效 缓解孕期心神不安、烦躁忧郁。

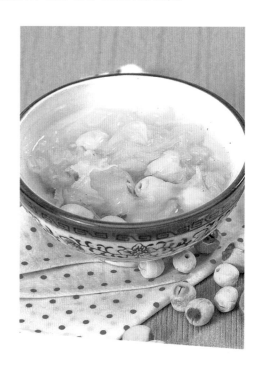

温馨提示

银耳受潮会发霉变质，如发出酸味或其他异常气味，则不能食用。

杨 力提示

百合酸枣汤，让孕妈妈拥有好心情

百合性微寒，入心经，具有清火、润肺、安神的功效，对失眠多梦、心情抑郁等症有良好功效；酸枣仁味甘、酸，性平，具有宁心安神、养肝、敛汗的作用，可治孕妇虚烦不眠、惊悸怔忡、烦渴、虚汗等症。酸枣仁有很小的药物毒性，孕妇服用时，用炒过的酸枣仁煎汤，会更安全。

产后气血不亏，月子病不打搅

女性产后第一件事：排瘀血

产后，许多女性感到自己像是退化了，记忆力下降，事情转眼就忘，整天还头晕脑涨，注意力也不容易集中。追其原因，是因为产后没有得到很好的保养，没有将身体中的瘀血排干净，或者没有滋补好身体，导致了血虚。

· 产后瘀血女性的典型表现

身体中有瘀血的女性，首先表现就是记忆力下降。同时会出现口干咽干，冬天手脚冰凉，脸上会有黑斑，皮肤干燥，有些人还会身体局部疼痛，且疼痛白天轻、晚上重。生产过程本身就很容易出现瘀血，再加上许多人是剖宫产，创面如果愈合不佳，也会产生瘀血。这正是女性产后身体容易虚弱的重要原因。

· 女性产后应该如何排除瘀血

古代女性在坐月子的时候，常会服用活血化瘀的食物，这有助于产后恶露的排出。后世则服用"生化汤"，对瘀血和恶露的化除很有好处。生化汤有养血祛瘀、温经止痛的功效。主治血虚寒凝、瘀血阻滞证，产后恶露不行，小腹冷痛。

活血养血
生化汤

材料 全当归20克，川芎9克，桃仁（去皮尖，研末）5克，干姜（炮黑）、炙甘草各2克。

做法 将上述药材放入锅中，加适量清水熬煮。可以倒入适量黄酒一起熬。

用法 每天早晨或夜晚饮用，每周2～3次。

功效 活血化瘀。

> **温馨提示**
>
> 现在药店有生化颗粒，服用更加方便，有此类问题的女性可以遵医嘱服用。

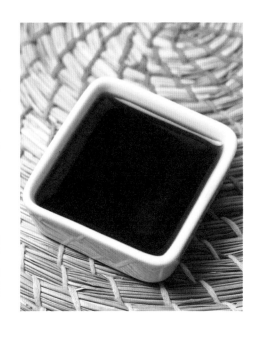

产后体虚，喝参麦茶来调理

产后体虚是指女性产后的一种亚健康或疾病状态，由于分娩过程中的能量消耗、创伤和出血，导致其元气耗损、气血不足，称为产后体虚。主要症状有怕冷，怕风，出虚汗，腰膝酸软，小腹冷痛，心悸气短，四肢乏力，月经量少、色黑、白带多等。

·太子参补脾肺，益气生津

太子参，入肺、脾经，能够补益脾肺、益气生津，对于女性因为分娩时津液流失较多而造成的产后虚弱有良好的恢复作用；浮小麦主治阴虚发热、盗汗等身体虚弱之症。

补肺益气
参麦茶

材料 太子参 10 克，浮小麦 15 克。

做法 将上述两味药放入盛有沸水的保温杯中，浸泡 15 分钟后，代茶饮用。每天 1 剂，可连续服用。

功效 调理女性产后虚弱。

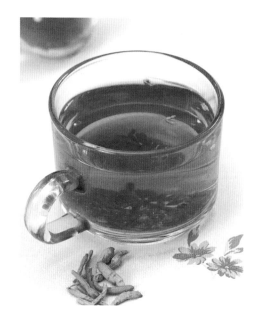

杨力提示

喝红豆汤，也可活血化瘀、除恶露

可用红豆和红糖，熬成红豆汤食用。先将红豆充分浸泡，然后下锅熬煮。待豆熟，加入红糖，再煮 5 分钟即可食用，与参麦茶有同等功效。

坐月子补血，南吃小米北吃鸡

产后女性最容易亏血，所以吃对补血的食物很重要。有人说坐月子吃鸡蛋好，有人说喝小米粥好，还有人说喝鸡汤更有营养。究竟哪种坐月子的吃法最好呢？适合自己的才是最好的。

中医认为，人体是"参差不齐"的，坐月子要根据自己的身体状况来进补。南方人和北方人吃的东西往往不一样。

▪ 北方人宜补肾元

北方人坐月子通常喝小米粥，这与北方人的体质有关。北方人体质偏水，水性偏寒，寒气通于肾，所以宜补肾元。

▪ 小米为肾之谷

李时珍《本草纲目》记载："粟米味咸淡，气寒下渗，肾之谷也，肾病宜食之……降胃火，故脾胃之病宜食之。"就是说肾及脾胃不佳者都能吃小米。小米味甘咸，有和胃温中、清热解渴、健胃、除湿、安眠等功效，内热者和脾胃虚弱者更适合食用它。产后女性体内气血虚弱，而脾胃为气血生化之源，这时适当喝一些小米红枣粥、小米红豆粥、小米红糖粥等，不仅可以补养脾胃，也会有较好的补血功效。

滋阴养血赛人参
鸡蛋红糖小米粥

材料 小米 100 克，鸡蛋 2 个，红糖适量。
做法
❶ 小米清洗干净，鸡蛋打散。
❷ 锅中加适量清水烧开，加小米大火煮沸，转小火熬煮，待粥烂，加鸡蛋液搅匀，待鸡蛋液煮熟，加红糖搅拌均匀即可。
功效 活血养血，化瘀。

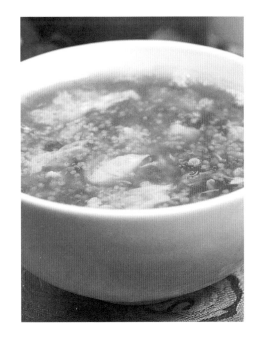

> **温馨提示**
>
> 红糖可补脾缓肝、活血化瘀，特别适合产妇恶露不净时食用。

▪南方气温高，阳虚者多

相对于北方来说，南方气温较高，南方人体质虽然偏火，但因阳气耗散偏大，所以阳虚的情形较多。阳虚的表现就是畏寒怕冷，所以应吃一些补阳食物，如鸡、红枣等。

▪鸡性热，最补阳虚

中医认为，鸡肉性热，入心、心包，能温补、生发心经气血，善于治疗心气、心血不足的虚损证。女性坐月子时，吃鸡的方法首选是炖鸡汤。这样，不仅有助于缓解生产过程中流失气血导致的身体疲乏，而且有助于产后抑郁的治疗。

补脾益气
香菇鸡汤

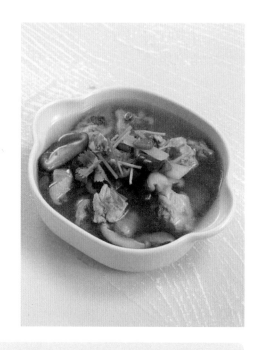

材料 鸡半只，枸杞子10克，鲜香菇5朵。

调料 料酒、姜片、盐、香油、香菜段各适量。

做法

❶ 鸡肉洗净，切成块，焯去血水；鲜香菇洗净，去蒂，切块；枸杞子洗净。

❷ 砂锅置于火上，放入鸡肉块、鲜香菇块、姜片、枸杞子，加入适量清水、料酒，大火烧开后转小火继续炖煮50分钟，撇去浮沫，淋入香油，调入盐，撒上香菜段即可。

功效 补脾胃，养阳气，增强体质。

杨力提示

产妇坐月子尽量少碰冷水

洗手、洗菜、洗奶瓶时，产妇最好用温水冲洗。因产后百脉空虚，风寒容易通过关节、皮肤，囤积在体内，导致日后头痛、关节酸痛等病症，所以产妇坐月子时尽量少碰冷水。

产后缺乳，木瓜炖鲫鱼通经络

母乳是宝宝最好的营养品，可当下不少产妇存在产后乳少甚至无乳的情况。这就需要通过调理，让乳汁充足起来。

▪ 产后缺乳的原因是什么

产后乳汁少或完全无乳，称为缺乳。乳汁的分泌与产妇的精神、情绪、营养状况、休息和活动状况都有关系。乳汁过少可能是由乳腺发育较差、产后出血过多或情绪欠佳等因素引起，或因乳汁不能畅流所导致，感染、腹泻等也可使乳汁缺少。

▪ 木瓜搭配鲫鱼，祛寒通乳功效好

木瓜营养丰富，具有通乳丰胸、消食健脾的作用；鲫鱼含有丰富的蛋白质，具有健脾利湿、和中开胃、活血通络、温中下气的作用。尤其是鲫鱼汤，不但清热解毒，还有助于增加产妇的奶水，是产后女性很好的滋补品。

活血通乳
木瓜炖鲫鱼

材料 木瓜片250克，净鲫鱼300克。

调料 盐4克，料酒10克，葱段、姜片各5克，植物油适量，香菜段少许。

做法

❶ 锅置于火上，倒植物油烧热，放入鲫鱼煎至两面金黄色铲出。

❷ 将煎好的鲫鱼、木瓜放入汤煲内，加入葱段、料酒、姜片，倒入适量水，大火烧开，转小火煲40分钟，加入盐调味，撒香菜段即可。

功效 此汤补虚通乳，适合产后缺乳的新妈妈食用。奶水充裕的新妈妈不宜饮用。

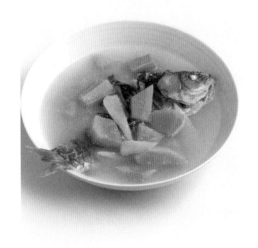

> **温馨提示**
>
> 汤不要一次做很多，不然隔夜或者放很久的话，营养成分会流失。

产后腰痛，喝肉桂山药栗子粥缓解

中医认为，寒湿侵入腰部，可引起肾经痹阻，使腰部气血流通不畅，从而导致产后腰痛。缓解产妇寒湿阻络引起的腰痛，散寒祛湿是关键。

▪ 肉桂、山药、栗子，驱寒湿温腰背

肉桂味辛，性大热，归肾、脾、心、肝经，具有散寒止痛、活血通经的功效，用于宫冷、腰膝冷痛、肾虚作喘等病症。李时珍《本草纲目》中记载，山药有健脾补益、滋肾固精的功效。栗子性温，味甘，入脾、胃、肾经，有养胃健脾、补肾强筋、活血止血的功效，主治反胃不食、筋伤骨折、瘀肿疼痛等病症。

散寒健脾
肉桂山药栗子粥

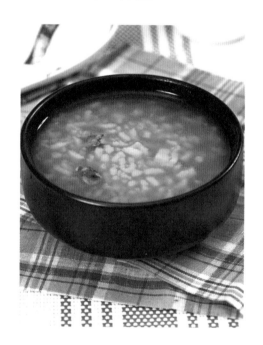

材料 肉桂、干姜各 10 克，白术 20 克，甘草 6 克，山药 30 克，茯苓 15 克，去壳栗子、糯米各 50 克。

做法 先将肉桂、干姜、白术、甘草放进砂锅中加水煎煮，先煎 30 分钟倒出药汁；加水再煎 20 分钟后将药汁倒出，两次药汁混合后倒入砂锅；再放入山药、茯苓、去壳栗子、糯米，用小火炖煮成粥。

用法 不拘时服用，晚上睡觉前趁热喝 1 碗效果更好。

功效 适合腰痛沉重、穿着保暖则症状减轻的产妇。

杨 力 提 示

产后腰痛，穿鞋有讲究

产后腰痛的女性不适宜穿带跟的鞋，有条件的可以选择负跟鞋矫正姿势，康复锻炼。平时要注意保持正确的站立、坐卧姿势。

养好气血　年轻20岁

产后排尿异常，莴笋海蜇皮好吃又利尿

产后发生小便不通或尿频，甚至小便失禁者，统称产后排尿异常。中医认为，产后排尿异常主要是膀胱气化失职所致，临床上又将这种病分为气虚、肾虚、膀胱损伤三种情况。应做好产前保健，正确处理分娩，不到子宫口开全就不要过早用力。

莴笋、海蜇，促进排尿

莴笋味微苦、甘，性微寒，入脾、胃经，它具有清热利水的功效，因此经常用来调治产妇小便不利等症。海蜇味咸，性平，入肺、大肠经，具有清热、消积、润肠等功效。二者搭配不仅利尿还有通乳的作用。除了用海蜇皮，也可以用口感更脆、价格较便宜的海蜇头。

清热利尿
莴笋海蜇皮

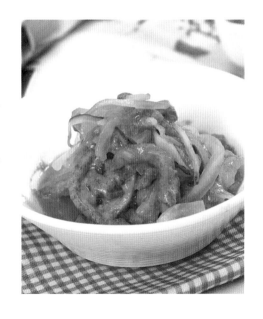

材料　莴笋 250 克，海蜇皮 150 克。

调料　芝麻酱 30 克，麻油、白糖、盐各适量。

做法

❶ 将莴笋去皮，切成细丝，用水浸泡 20 分钟后，将水分挤干；海蜇皮洗净切丝，用凉水淋冲沥干。

❷ 将莴笋和海蜇丝放入碗中，加入芝麻酱、麻油、白糖、盐拌匀后即可食用。每周食用 3 ～ 5 次。

功效　清热，利湿，促进排尿。

杨 力 提 示

开水熏会阴，促进膀胱肌收缩

在盆内放入热水，水温控制在 50℃左右，然后直接蹲在水盆上，让热气充分熏到会阴部，每次 5 ～ 10 分钟，这种方法可以促进膀胱肌肉的收缩，有利于排尿。但是要注意，用开水熏会阴时，要注意保持会阴部不要接触水盆，以免烫伤。

更年期补足气血，
顺利度过这道坎

更年期是女性的一道坎

女性到了 50 岁左右，都会面临更年期这道坎。更年期，是指卵巢功能逐渐由盛变衰，直至完全消失的过渡时期，包括绝经前后的一段时间。一般女性会在 53 岁左右绝经。

▪ 进入更年期，养生很重要

过早进入更年期，会导致卵巢提前衰退、萎缩，加速女性衰老的步伐，所以，对即将进入更年期，或者已经进入更年期的女性来说，养生尤其重要。调理好了，可以延缓卵巢的衰退，推迟绝经的时间，保持健康和美丽。许多女性患有更年期综合征，苦不堪言。

▪ 更年期综合征的常见症状

更年期综合征常见症状有月经紊乱、潮热出汗、胸闷、心慌、气短、失眠多梦、疲倦乏力、便秘、食欲不振等。

▪ 女人如何才能平稳度过更年期

之所以叫更年期综合征，是因为症状很多，全方面爆发出来，会让女性烦躁、焦虑，无所适从。不过，仔细分析，其实可以归纳为三个方面的问题：一是肝气郁结，二是正气不足，三是血虚血瘀。既然是综合征，就不可能是单独一个问题，大多数女性的更年期综合征是肝气郁结、正气不足和血虚血瘀三方面缠绕在一起，调理时，要注意同时进行。调理正气的方子有很多，推荐服用"乌鸡白凤丸"。

"乌鸡白凤丸"的作用是补气养血、调经止带，用于气血两亏引起的月经不调、行经腹痛、少腹冷痛、体弱乏力、腰酸腿软。其实，"乌鸡白凤丸"还可以调理正气，《黄帝内经》中记载："正气存内，邪不可干，邪之所凑，其气必虚。"这意味着，如果正气充足了，很多身体问题会消失。更年期综合征的女性服用"乌鸡白凤丸"之后，正气增加了，气血充盈了，就能明显减缓卵巢退化的速度，平稳度过更年期。

沙参玉竹老鸭汤，缓解更年期不适

中医认为，寒邪为阴邪，而女性体质本为阴性，自然也就更易受寒邪的侵犯。尤其是处于更年期的女性，会出现阴虚，致肾气虚衰，肾精无力化血，肝血来源不足，导致肝肾阴虚，气滞血瘀，全身或局部血液循环不良。加之寒邪入侵，就会出现各种不适症状，表现在情绪方面就是肝气郁结引起情绪波动大。

▪ 沙参、玉竹、老鸭一起炖汤，缓解更年期不适

沙参能滋阴生津、驱寒排毒，玉竹能养阴润燥，老鸭能滋阴补血。三者合用，使得本汤有滋补养阴的功效。

滋阴养血
沙参玉竹老鸭汤

材料　老鸭 1 只，玉竹 50 克，沙参 50 克。

调料　老姜片 3 克，料酒、盐各适量。

做法

❶ 老鸭洗干净，斩成块；锅里放冷水，放入鸭肉。

❷ 煮开后，转小火，撇去浮末，再稍微煮会儿，把浮在表面的油也撇去。

❸ 加适量料酒，把洗干净的玉竹、沙参、老姜片一起放入。

❹ 用小火煲 2 小时，出锅时加盐调味。

功效　该汤有滋阴生津、补气养血的作用。

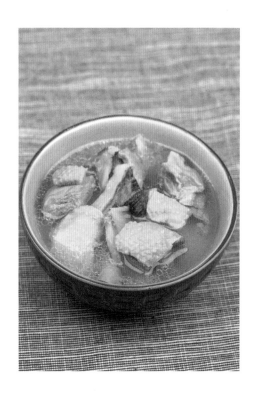

> **杨力提示**
>
> **枸杞杜仲茶，缓解更年期烦躁情绪**
>
> 中医认为，出现更年期症状与肾虚及肝气不舒有密切关系，因此治疗以滋阴补肾舒肝为原则。枸杞子、杜仲均可补肾养肝，枸杞子还有明目、安神的作用，杜仲还可强筋骨。

更年期易失眠，心脾同养才能睡得香

中医认为，人有七情，属于精神活动范围，包括喜、怒、思、忧、悲、恐、惊，它们与人的五脏密切相连。

人体的阴阳处于平衡状态，脏腑等器官生理功能才会正常。正常的情绪波动不会危害人的健康。更年期女性剧烈的情绪变化或长期处于消极情绪状态中，就会使人体阴阳平衡的状态失调，导致人的气血循环紊乱，容易使人失眠。

▪ 失眠常因多思引起

如果遇到百思不得其解的事情，非要去思，容易使心脾气血受损。《黄帝内经》中记载"思伤脾"。过度思虑，会使脾气郁结，脾脏气血运行不畅，运化功能失调，就会导致腹部胀满、不思饮食、睡眠不安等问题。

▪ 小麦、酸枣仁、红枣，养心神、健脾胃

小麦有养心、益肾、除热、止渴的功效，酸枣仁有软化血管、宁心安神的作用，红枣可以补益心脾、促进睡眠。

健脾安神
麦枣粥

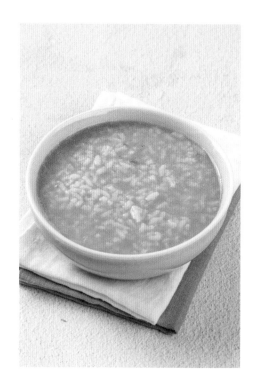

材料 酸枣仁30克，小麦30～60克，粳米100克，红枣20克。

做法
❶ 将小麦、酸枣仁、红枣洗净装入布袋，扎紧袋口放入锅内，加水烧沸。
❷ 小火煎煮40分钟。取出药袋，煎汁留锅内加入粳米同煮成粥。

用法 每天2～3次，趁热服用。

功效 此粥可缓解神志不宁、焦虑、失眠等症。

> **温馨提示**
>
> 粥中小麦以浮水者为好，煮粥时要等到麦熟才有功效。

更年期易脱发，按揉头顶百会穴能预防

中医认为，很多更年期女性脱发是因湿热内蕴的体质。湿热上蒸，湿热都是往上走的，很容易到达头顶；并且头顶是阳气最盛的地方，头顶的百会穴就是诸阳之会，阳气最盛。湿热之气在头顶蒸腾，导致秃顶。

喜食肥甘油腻的食物、带刺激性的食物，也容易引起脱发

现代社会节奏快，很多人压力都非常大。很容易引发精神性脱发

脱发主要有以下几个原因

饮食因素

精神因素

生活不规律

个人体质

熬夜，过度吸烟、饮酒，生活极不规律，也会导致营养流失，头发干枯且脱落

中医认为，发为血之余。而肝主藏血，肾为先天之本，肾主藏精，体内肾气的盛衰在外部的表现，能从头发上显露出来。如果肝肾虚、血气不足就会引起脱发

脱发也会因为个人体质而引发，很多人脱发也会有遗传因素

▪ 不花钱防脱妙招

除因疾病引起的脱发外，自然脱发多是头部血液循环不畅引起，因此适度地按揉头皮能改善头部血液循环，减少脱发。特别是按揉百会穴更有效果。

百会穴为百脉交汇之穴，可以畅通百脉，调和气血，扩张局部血管，从而改善局部血液循环。以拇指指腹作用于百会穴，力度适中，以患者不觉得痛为宜，用力时不是用手指力，而是呼气、沉肩，肩发力于臂而贯于手指。

▪ 图解百会穴的位置

头顶正中心，两耳尖连线与鼻子到后颈正中线的交叉点。

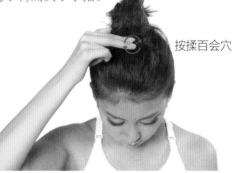

按揉百会穴

如何消除不良情绪

更年期的女性心烦、潮热、情绪不稳，很容易感到孤独、焦虑、抑郁……这些现象很正常，需要勇敢地面对。在处于消极情绪周期和临界期的时候，可多出去走走，参加一些体育锻炼，放松思想、放宽心情。

· 感到忧郁不安时，如何化解负面情绪

当你感到忧郁不安，同时伴有腹胀、消化不良、心慌、出汗、心跳加速、失眠等现象时，慢跑、瑜伽、游泳都是不错的选择，能让人身心舒缓，使我们静下来。容易紧张的人可以选择足球、篮球、排球运动，这些运动在赛场上形势多变，紧张激烈，只有沉着冷静地应对，才能取得优势。如果能经常在这种激烈场合中接受磨练，以后再遇到事情就不会过于紧张，更不会惊慌失措。当感到抑郁、苦闷时，最好选择简单、有一定强度的运动，快速跑、打网球都有利于帮助你转移注意力，走出抑郁的困扰。想发火的话就选择登山、快速跑、打网球，这些运动能大量消耗体力，同时将负面的情绪也宣泄掉了，愤怒自然就消失了。

· 在情绪危险期，如何解除身心疲劳

在情绪危险期，有了烦心事不想向亲人、朋友倾诉的话，可在房间里摆放合适的鲜花。中医认为，鲜花草木，以其色、香、味构成不同的"气"，对人的身心有治疗的功效。

花草不仅美化了环境，还对人的身心健康有好处。闻着花香，欣赏着美丽的花朵，令人心旷神怡，一切烦恼和疲劳都会烟消云散。紫萝兰和玫瑰花香都能使人心情愉悦、舒畅；桂花有解郁、理气的功效；茉莉花的香气可驱虫防蚊；菊花的花香，有舒缓紧张情绪、解除身心疲劳的功效；百合可使人沉静、轻松。

杨力提示

出现负面情绪的时候，女人应该学会独处

一个人的时候，是跟自己内心对话的最好时机。可以问自己一些问题，如"我是什么样的人？""我正在面对什么样的人生？""我想过什么样的生活？"倾听当下最真实的心声，接纳此刻最完整的自己。这样能帮助你理清思绪，扫除负面情绪。

补气血明星食物，吃出年轻态

扫一扫，看视频

滋养强体的谷豆
小米

补元气

性味归经： 性凉，味甘、咸；归脾、胃、肾经

功效： 益气补脾、和胃安眠，主治脾胃虚弱、反胃、呕吐、腹泻

主要营养成分： 膳食纤维、钾、B族维生素

挑选窍门： 有光泽、米粒均匀、味道清香

最佳烹调方式： 熬粥、煮汤

· 实用小偏方

小米汤，调理腹泻

取小米250克，加2500毫升水，微火煮2小时，取上层米汤食用，可有效缓解腹泻症状。

· 食用提醒

淘洗小米时不要用手搓，也不要长时间浸泡或用热水淘米，以避免水溶性维生素的流失。

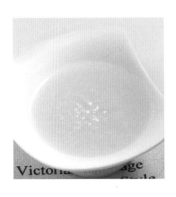

小米是五谷之一，很适合滋补身体。小米有补脾胃、促睡眠的作用，是长期失眠者的好伴侣。小米有滋阴养血的功效，中国北方许多女性在生育后，用小米粥加鸡蛋来调养身体，小米粥甚至被誉为"代参汤"。

· 小米补脾胃，促消化

中医认为，小米有健脾和胃、补益虚损、和胃安眠等功效。《本草纲目》亦记载，小米"治反胃热痢，煮粥食，益丹田，补虚损，开肠胃"，女性食用可辅助治疗脾胃虚热、反胃呕吐、消化不良、消渴等症。

· 这样吃最养气血

熬粥。小米粥熬好以后放置一会儿，粥的最上面会凝聚一层膜状物，这就是"粥油"，它有保护胃黏膜、预防胃十二指肠溃疡的作用，女性食用后可健脾补胃，增补气血。

· 人群宜忌

✔ 失眠、体虚者及脾胃虚弱、食不消化、反胃呕吐者。

✘ 气滞者及小便清长者。

· 最佳营养搭配

补血，养颜	 小米	+	红枣
养心安神，助眠	小米	+	绿豆

补中益气，健脾胃
银耳南瓜小米粥

材料 南瓜 300 克，水发银耳 50 克（干重 5 克），小米 50 克。

做法

❶ 水发银耳洗净，撕成小朵；小米淘洗干净，浸泡；南瓜洗净，切块。

❷ 锅内加适量清水，用大火烧开，倒入小米，煮沸，放入南瓜块、水发银耳，一同煮至米烂粥稠即可。

功效 小米滋养元气，银耳扶助正气，南瓜培补脾胃，三者合用补气功效增强。

烹饪妙招 银耳提前 1～2 小时泡好，再撕成小朵。

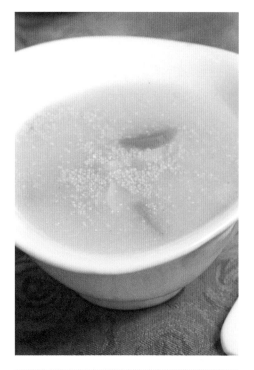

健脾和胃，抗衰老
荷香小米蒸红薯

材料 小米 80 克，红薯 250 克，荷叶 1 张。

做法

❶ 红薯去皮，洗净，切条；小米洗净，浸泡 1 小时，捞出；荷叶洗净，铺在蒸屉上。

❷ 将红薯条在小米中滚一下，沾满小米，排入蒸笼中，盖上蒸盖，蒸笼上汽后，蒸 30 分钟即可。

功效 小米可安神助眠，红薯可补中和血，适合失眠或睡眠不佳的女性食用，改善睡眠质量。

烹饪妙招 胃肠功能不佳的女性，红薯需蒸熟煮透食用。可用筷子戳一戳红薯，能轻松戳穿则表明熟透。

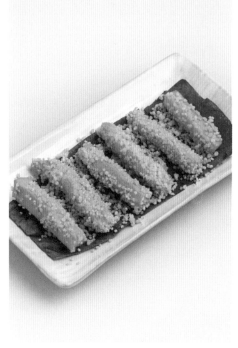

糯米

补气暖胃的佳品

性味归经： 性温，味甘；归脾、胃、肺经
功效： 补中益气，主治脾胃虚寒、泄泻、呕吐
主要营养成分： 蛋白质、钙、铁、B族维生素
挑选窍门： 米粒饱满均匀、颜色白皙、无杂质
最佳烹调方式： 熬粥、蒸煮

· 实用小偏方

糯米红茶，益气养血

将40克糯米洗净后放在锅中，加入适量清水煮，在煮好的糯米中加入6克红茶即可饮用，可补益气血。

· 食用提醒

糯米性黏滞，难于消化，进食糯米食品时要适量，不宜一次食用过多。煮好后应保温，宜在热的时候吃，凉后食用口感较硬。

糯米，又称江米，熟制后口感香糯黏滑，常被做成各种风味小吃，深受大家喜爱。糯米中含有丰富的营养物质，吃后会周身发热，是温补强壮的食品，常食用糯米可补血益虚、健脾暖胃。

· 糯米补气血，益脾胃

《本草纲目》中提及，糯米是补脾胃、益肺气之谷。中医认为，糯米具有滋阴润燥、滋养脾胃的功效，尤其适于脾胃虚寒的女性，不仅能补养人体气血，还可以缓解气虚，对于气虚导致的盗汗、气短、乏力等症状可起到改善作用。

· 这样吃最养气血

熬粥。糯米中的淀粉大部分是支链淀粉，在加热状态下会糊化，容易消化吸收、滋补气血。

· 人群宜忌

✔ 脾胃虚寒引起的食欲不佳、腹胀腹泻以及气虚引起的汗多、气短无力者。
✘ 冠心病、高血压、高脂血症等心血管疾病以及其他慢性病患者。

· 最佳营养搭配

改善脾胃功能，消水肿	糯米	＋	红豆
强健脾胃，益肺气	糯米	＋	山药

滋阴固肾，消除疲劳
花胶鲫鱼糯米粥

材料 干花胶（即鱼肚）30 克，大米 70 克，糯米 30 克，鲫鱼肉 100 克。

调料 姜末、盐各 3 克。

做法

❶ 干花胶浸泡 30 分钟后剪成短段；鲫鱼肉切片；大米洗净，浸泡 30 分钟；糯米洗净，浸泡 4 小时。

❷ 锅内加适量清水烧开，加花胶段大火煮开，加大米、糯米、姜末大火烧开，转小火熬煮 40 分钟，放鲫鱼肉煮 10 分钟，加盐调味即可。

功效 常食可滋阴补气，安神助眠。

烹饪妙招 干花胶泡发好之后用葱姜水煮一下，可减轻花胶的腥味。

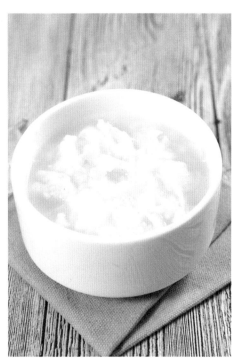

补脾气，益肺气
南瓜糯米饼

材料 南瓜薄片、糯米粉各 100 克，豆沙馅 50 克。

调料 白糖、蜂蜜各 3 克。

做法

❶ 蒸锅置于火上，放入南瓜片，隔水蒸熟后取出，趁热捣成泥。

❷ 南瓜泥中加入糯米粉、蜂蜜、白糖搅拌均匀，然后做成一个个小团子，按扁，包入豆沙馅。

❸ 油锅烧热，下入南瓜饼，炸至金黄色时捞出沥油即可。

功效 南瓜补血效果佳，与糯米搭配，可滋阴补气、健脾养胃。

烹饪妙招 南瓜糯米饼炸制之前可两面粘上少许白芝麻点缀，增加风味。

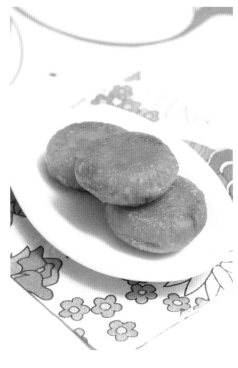

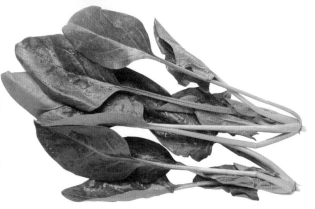

补气益血的蔬菜
菠菜
养血通血脉

性味归经： 性凉，味甘；归大肠、胃、肝经

功效： 润燥滑肠、清热除烦，主治消渴多饮、肠燥便秘、肝热头昏目眩

主要营养成分： 蛋白质、植物粗纤维、叶酸、钙、铁、磷

挑选窍门： 叶片坚实、整株茂密、根部带有红色

最佳烹调方式： 凉拌、清炒、煎汤

· 实用小偏方

菠菜羊肝汤，养肝明目

将菠菜500克切段，羊肝200克切片，一起加水炖煮，吃菜喝汤。经常食用，可辅助治疗肝血不足所致的视物不清、夜盲等症。

· 食用提醒

菠菜含草酸较多，为了预防形成结石和影响人体对钙的吸收，吃菠菜时最好先用水焯煮并把水倒掉，以减少草酸含量。

菠菜又名波斯菜，为原产地命名，古人也曾经形象地称之为红嘴绿鹦哥。菠菜有很好的滋养血脉作用，对于女性贫血、面白有很好的调养作用。菠菜可以显著改善缺铁性贫血的症状，尤其是女性经期过后更应该补铁。

· 菠菜补血养颜功效佳

《本草纲目》中记载，吃菠菜可以"通血脉，开胸膈，下气调中，止咳润燥"。中医认为，菠菜具有润燥滑肠、清热除烦、生津止渴、养血止血、养肝明目等功效，常食可清肠排毒、养颜美肤。

· 这样吃最养气血

各种动物的血因其富含蛋白质、铁、锌、钙、铜等多种人体必需的营养物质，因而被人们誉为"液体肉"。菠菜可与动物血搭配食用，炒菜或煎汤均可，不仅健脾胃、易吸收，补血效果更佳。

· 人群宜忌

✔ 动脉硬化、便秘患者。

✘ 痛风急性发作期患者。

· 最佳营养搭配

补肾助阳，补血滋阴	菠菜	＋	鸡蛋
补肾壮阳，养血润燥	菠菜	＋	海米

疏肝顺气
菠菜猪血汤

材料 菠菜 300 克，猪血 100 克。

调料 葱 10 克，盐、香油各 3 克。

做法

❶ 择去菠菜的黄叶和根，冲洗干净、焯水后切成段；将猪血洗干净后切成片，再将葱切成段备用。

❷ 将锅置于火上，倒入适量的香油，油热后炒葱段，炒香葱段后放适量开水，用大火煮开。

❸ 再将猪血放入锅中，再次煮沸后加入菠菜段、盐，煮 3 分钟即可。

功效 菠菜和猪血一起烹调可气血双补，起到补血养心的功效。

烹饪妙招 猪血在烹调前要清洗、焯水，这样能去除猪血的异味。

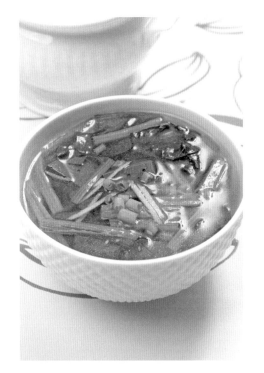

补血养颜
菠菜炒猪肝

材料 猪肝 250 克，菠菜 100 克。

调料 水淀粉 30 克，料酒、醋各 10 克，葱末、姜末、蒜末、白糖、盐各 3 克，植物油适量。

做法

❶ 猪肝洗净，切片，加水淀粉、料酒抓匀上浆；菠菜洗净，焯水，捞出沥干，切段。

❷ 锅置于火上，倒植物油烧至六成热，炒香葱末、姜末、蒜末，放猪肝片炒散，放菠菜段、盐、白糖翻匀，调入醋，用水淀粉勾芡即可。

功效 菠菜和猪肝均富含铁，可起到补血的效果，适合缺铁性贫血者经常食用。

烹饪妙招 挑选猪肝时，选择颜色紫红均匀、表面有光泽的的新鲜猪肝。

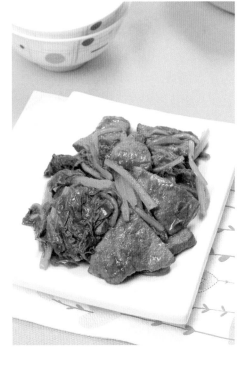

第六章 补气血明星食物，吃出年轻态

丝瓜

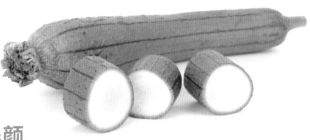

活血通络，润肤养颜

性味归经：性凉，味甘；归肺、胃、肝经
功效：清热化痰、凉血解毒、通经活络，主治肺热咳喘、血热便血、乳汁不通
主要营养成分：蛋白质、碳水化合物、维生素A、维生素E、胡萝卜素、钙、硒
挑选窍门：外形匀称、纹理细小均匀、表皮完好有弹性且呈嫩绿色
最佳烹调方式：清炒、煮汤

· 实用小偏方

丝瓜水，调理月经

用丝瓜络1个，加水1碗煎服，常喝可调理月经不顺。用老丝瓜1个，烘干后研成细末，每次服9克，盐开水调服，可调理月经过多。用干丝瓜一个，水煎服，每天服2次，可调理痛经。

· 食用提醒

烹调时以新鲜丝瓜为佳，但嫩丝瓜性偏凉，体质虚弱的女性不宜多吃；作为药用，可以用老丝瓜，效果比较好。

丝瓜不仅有健脑的作用，还可以帮助女性祛斑、治疗青春痘、预防老年斑、延缓皮肤衰老，能改善皮肤色素沉着，使皮肤洁白细嫩，故丝瓜汁还有"美人水"之称。

· 丝瓜清热润肺、美颜解毒

中医认为，丝瓜具有活血、凉血、通络、润肤、解毒、消炎等功效。可见，女性常食用丝瓜，有助于清热解毒、滋养气血。

· 这样吃最养气血

丝瓜不适合生吃，可以炒着吃、煮汤吃。丝瓜中含有大量的蛋白质、人体所需的矿物质以及糖类、脂肪等营养物质。经常食用由丝瓜制作而成的菜肴，不仅可以通经活络，还能补养气血。

· 人群宜忌

✔ 痰喘咳嗽、月经不调、乳汁不通、热病烦渴、筋骨酸痛、便血者。

✖ 性功能减退、脾胃虚寒、大便溏薄者。

· 最佳营养搭配

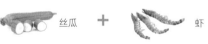

美容养颜，养肝护眼　丝瓜　＋　菊花

润肺补肾，美肤　丝瓜　＋　虾

补血明目，洁肤除斑
丝瓜猪肝瘦肉汤

材料 猪肝、猪瘦肉各 100 克，丝瓜 250 克。

调料 姜片 3 克，白胡椒粉、盐各 2 克。

做法

❶ 将丝瓜削去皮，洗净，切滚刀块；猪瘦
肉、猪肝洗净后，切薄片，用盐腌 10 分钟。

❷ 将丝瓜、姜片放入沸水锅中，小火煮沸
几分钟后，放入猪肝、猪瘦肉煮至熟，
加白胡椒粉即可。

功效 猪肝明目补气，与丝瓜搭配可以增补
气血、美颜润肺。

烹饪妙招 烹调时要少油少盐，可勾薄芡，
用白胡椒粉提味，保留丝瓜清
香爽口的特点。

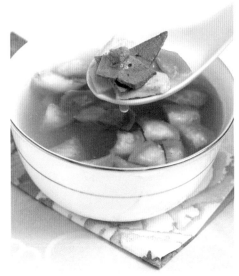

滋阴养血
番茄炒丝瓜

材料 丝瓜片 150 克，番茄块 100 克。

调料 葱花、盐各 3 克，植物油适量。

做法

❶ 锅置于火上，倒入适量植物油，烧至六
成热，加葱花炒出香味。

❷ 放入丝瓜片和番茄块炒熟，用盐调味即可。

功效 番茄滋阴养血，与丝瓜搭配具有很好
的补血作用。

烹饪妙招 丝瓜含有大量的汁液，应现切现
做，以免其营养成分随着汁液
流失。

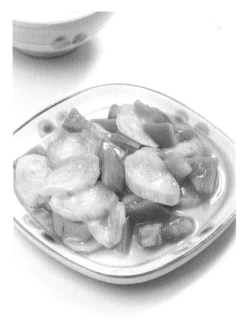

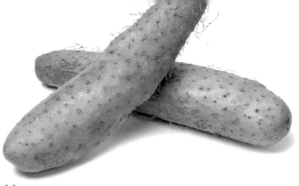

山药

滋阴补阳，强壮身体

性味归经：性平，味甘；归肺、脾、肾经
功效：补脾养肺、固肾益精，主治脾虚泄泻、肺虚咳喘、消渴水肿
主要营养成分：多巴胺、自由氨基酸、山药多糖
挑选窍门：大小中等、表皮不发黑、切痕新鲜、肉质雪白、口感脆嫩
最佳烹调方式：熬粥、清炒、清蒸、炖汤

· 实用小偏方

山药扁豆茶，调理白带

白扁豆、山药各 100 克，将白扁豆炒黄，捣碎，山药去皮、切片。将两者水煎取汁，加白糖化开，即可饮用。可缓解寒湿导致的白带异常。

· 食用提醒

山药不要和碱性药物一起服用，否则会引发肠胃不适。山药有涩肠的作用，严重便秘者尽量少吃山药。

山药肉质洁白细嫩、质地柔滑鲜脆，既可以做主粮，又能做蔬菜，还能够蘸糖做成小吃。山药营养丰富，是药食两用的食材，不但是食用的好菜，还是滋补的佳品。经常食用山药可以增益肺气，使得皮肤白皙、细腻。山药还可以扶正脾肾之气，尤其对女性产后调养、病后体质虚弱等有很好的滋补作用。

· 山药润肺生津、健脾养胃

据中医古籍记载，多食山药有聪耳明目、延年益寿的功效，对人体健康很有益，因此被称为"食物药"。山药中含有重要的营养成分薯蓣皂素，有滋阴补阳、增强新陈代谢的功效，女性常食山药可以润泽皮肤、滋阴养颜。

· 这样吃最养气血

熬粥。山药熬煮的时间最好不要过长，久煮容易使山药中所含的淀粉酶遭到破坏，降低其健脾的功效。

· 人群宜忌

✓ 气短体虚、筋骨酸软、面黄目眩者。
✗ 感冒、大便干燥及肠胃积滞者。

· 最佳营养搭配

滋阴补肾，养心健脾	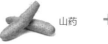 山药	＋	莲子
补阴养肺	山药	＋	鸭肉

滋肾阴，益肾气
山药羊肉汤

材料 山药 200 克，羊肉 150 克。

调料 葱末、姜末、蒜末、盐各 3 克，水淀粉 10 克，清汤 500 毫升，植物油适量。

做法

❶ 将山药洗净，去皮，切片；羊肉洗净，切块，用植物油煸炒至变色，捞出。

❷ 锅置于火上，倒植物油烧至八成热，放入葱末、姜末、蒜末爆出香味，放入山药翻炒，倒入清汤，加入羊肉块煮熟，加入盐调味，用水淀粉勾芡即可。

功效 女性食用可补血补肾、滋阴强身，增强免疫功能。

烹饪妙招 羊肉用水浸泡一会儿，去除多余血水，能减少其膻味。

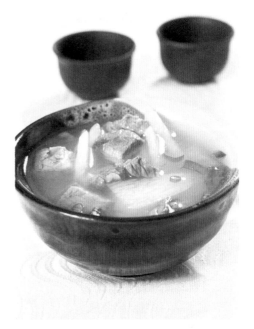

补肾益气
山药虾仁粥

材料 大米 100 克，山药 80 克，虾仁 50 克。

调料 葱花 5 克，盐 3 克。

做法

❶ 山药去皮，洗净，切块；大米洗净，用水泡 30 分钟；虾仁洗净。

❷ 锅置于火上，倒入适量清水大火烧开，放入大米，煮沸后加山药块，小火煮至粥将熟，加入虾仁、盐和葱花，稍煮即可。

功效 山药补肾健脾，与虾仁搭配可润肺壮阳、增强免疫力。

烹饪妙招 削皮的时候，注意避免山药的黏液沾到手上，引起过敏。

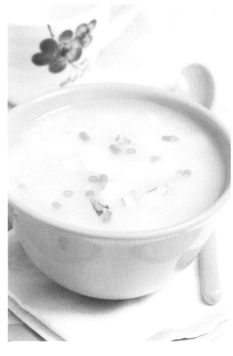

第六章 补气血明星食物，吃出年轻态

黑木耳

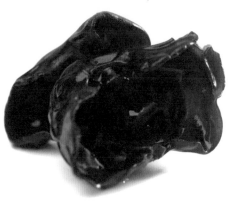

补血冠军

性味归经：性平，味甘；归肺、胃、肝经
功效：补气养血、润肺止咳，主治气虚血亏、肺虚久咳、女性崩漏
主要营养成分：黑木耳多糖、蛋白质、无机元素
挑选窍门：朵大而均匀、耳瓣略展、朵面乌黑有光泽、朵背略呈灰白色
最佳烹调方式：清炒、炖汤

· 实用小偏方

黑木耳鹿角胶羹，补血益气

选取黑木耳 30 克，鹿角胶 6 克，冰糖 15 克。三者煮汤食用，每天 1 次，可补血养颜、预防贫血。

· 食用提醒

干黑木耳泡发时不宜常温、隔夜泡发，易出现微生物大量繁殖的问题。

黑木耳是我国东北最著名的"山珍"之一，富含铁，是一道天然补血食材，缺铁性贫血的女性经常食用可以改善气色，具有非常好的养血驻颜功效。

· 黑木耳养血驻颜、驱寒排毒

中医认为，女性如果阳气不足，就会使脏腑的功能偏弱，体内毒素不易排出。黑木耳具有很强的排毒功效，帮助女性促进血液循环，排出体内毒素。

· 这样吃最养气血

炒食。黑木耳 10 克，胡萝卜 20 克，一起炒食。此菜可养血排毒、明目养肝。

· 人群宜忌

✓ 高脂血症、高血压或伴有低钾血症、脑血栓、血管硬化、冠心病、癌症、肥胖、贫血、便秘患者。

✗ 腹泻、咯血、呕血、便血及其他部位出血者。

· 最佳营养搭配

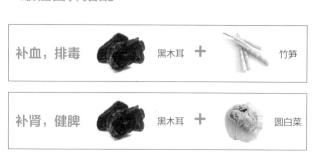

补血，排毒	黑木耳 + 竹笋
补肾，健脾	黑木耳 + 圆白菜

排毒，预防便秘
小炒黑木耳

材料 干黑木耳 20 克，猪五花肉 100 克。

调料 姜片、蒜片、干辣椒段、酱油、醋各 3 克，盐 2 克，植物油适量。

做法

❶ 干黑木耳用温水泡发，洗净，去蒂，撕成小朵；五花肉洗净，切成薄片。

❷ 锅置于火上，放植物油烧热，放入姜片、蒜片爆香，放入五花肉片翻炒熟。

❸ 将泡发的黑木耳加入后翻炒均匀，加入酱油、醋、盐，最后加入干辣椒段炒匀即可。

功效 经常食用可帮助人体排毒，有很好的养颜功效。

烹饪妙招 五花肉适宜选择偏瘦的，避免摄入过多的脂肪。

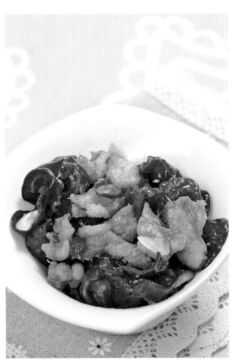

滋阴补血，祛湿排毒
黑木耳土鸡汤

材料 土鸡半只，黄花菜、黑木耳各 20 克，花生 30 克。

调料 米酒 5 克，老姜片、盐各 3 克。

做法

❶ 土鸡洗净，取肉切薄片。鸡骨入锅加水，放入老姜片，开火炖约 40 分钟。

❷ 花生煮熟煮透，捞起连同除鸡肉片之外的所有食材，用开水稍微焯一下。

❸ 鸡汤倒入锅中，开中火煮约 10 分钟，再放入鸡肉片，加米酒及黄花菜、黑木耳和花生，中小火煮 5 分钟，加盐调味即可。

功效 黑木耳有排毒养血的功效，米酒能刺激消化腺的分泌，增进食欲，有助消化。

烹饪妙招 土鸡炒一下再入锅炖汤，口感更清香鲜美，营养丰富。

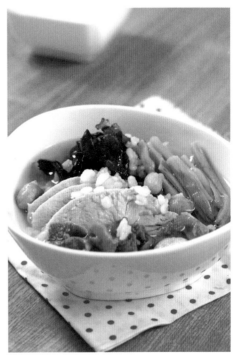

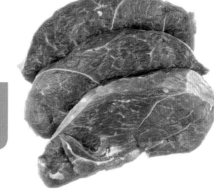

血肉有情之品
黄牛肉
气血双补

性味归经：性温，味甘；归脾、胃经

功效：健脾益气，主治脾胃虚弱、气血不足、虚劳羸瘦

主要营养成分：蛋白质、脂肪、B族维生素、钙、铁

挑选窍门：色泽鲜红、湿润有弹性，脂肪为白色或奶油色，闻起来有鲜肉味

最佳烹调方式：清炖、炒食、煮粥、煲汤

· 实用小偏方

山药炖黄牛肉，补血调经

黄牛肉150克，山药100克，加清水小火炖2小时，加盐调味即可。黄牛肉补脾益气，与山药搭配更能促进气血生化。

· 食用提醒

黄牛肉肌纤维较粗，不易炖烂，加少量山楂，不仅可加速炖熟，还可增加补气血的功效。黄牛肉不宜熏、烤、腌制，以免产生苯并芘和亚硝胺等致癌物质。

黄牛肉是家庭餐桌上不可或缺的一种食材，也是一味补气的好食材。黄牛肉蛋白质含量高，而脂肪含量低，享有"肉中骄子"的美称。因其味道鲜美、利于塑身增肌，深受女性喜爱。

· 黄牛肉暖脾胃，补中气

中医认为"牛肉味甘，专补脾土。脾胃者，后天气血之本，补此则无不补矣"。脾胃是人的后天之本，只要脾胃的气血旺盛，全身的气血也就得到了补益，进而能够滋养全身器官。因此，女性日常可食用黄牛肉补脾胃，补了脾胃之气就相当于补了全身之气，很适合气血亏虚的女性。

· 这样吃最养气血

清炖。炖黄牛肉时加入适量生姜，有温阳祛寒、补血益气的作用。

· 人群宜忌

✔ 久病体虚、面色萎黄、手足厥冷及头昏目眩者。

✘ 过敏、湿疹、瘙痒者。

· 最佳营养搭配

补血，养颜	黄牛肉	+	番茄
养心安神，助眠	黄牛肉	+	绿豆

补气养血
西湖牛肉羹

材料 牛瘦肉150克，豆腐100克，干香菇5克，鸡蛋清1个。

调料 盐、料酒、白糖、白胡椒粉各3克，香菜末、水淀粉、香油各5克。

做法

❶ 牛瘦肉洗净，剁成末，沸水焯烫；干香菇泡发，去蒂，洗净，切小粒；豆腐洗净，切小丁。

❷ 锅置于火上，倒入适量水煮开，依次放入牛肉末、豆腐丁、香菇粒、料酒，小火煮2分钟，用水淀粉勾芡，加入鸡蛋清、白糖、白胡椒粉、香菜末、香油、盐，搅匀即可。

功效 补气养血，生肌健力。

烹饪妙招 牛肉可用冷水泡出血水去腥。

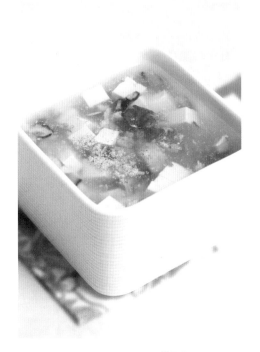

滋养脾胃，强健筋骨
红烧牛腩

材料 牛腩500克，胡萝卜300克。

调料 葱、姜、八角、酱油、料酒各3克，植物油适量。

做法

❶ 牛腩洗净，切块，放沸水中焯烫，去除血水后捞出；胡萝卜去皮，洗净，切滚刀块；葱洗净，切段；姜去皮，切片。

❷ 炒锅置于火上，倒入适量植物油，然后将牛腩块放入锅中，加入葱段、姜片、八角、酱油、料酒，先以中火煮出水分，翻搅一下，再加入5杯水煮开，以小火煮约半小时。

❸ 待牛腩块煮至半熟，加入胡萝卜块，用小火煮约30分钟即可。

功效 补脾胃，益气血，强筋骨。

烹饪妙招 牛腩煮制时加陈皮更易炖烂。

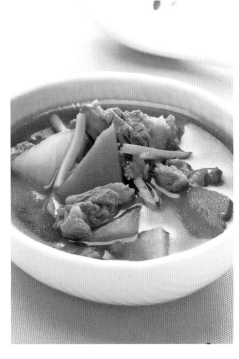

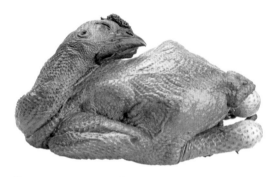

乌鸡

补肝肾、益气血的"黑心宝贝"

性味归经：性平，味甘；归肝、脾、肾经
功效：补肝益肾、补气养血，主治阴血不足、血虚经闭、脾肾两虚
主要营养成分：胡萝卜素、乌鸡黑素、铜、锌、锰
挑选窍门：血水较少更新鲜，毛孔粗大成熟度足
最佳烹调方式：煮食、蒸食

· 实用小偏方

乌鸡莲子汤，补气益血

乌鸡1只，处理干净，与莲子20克加水熬汤，大火煮沸后，再用小火炖约45分钟，肉烂后加入调味品，吃肉喝汤。有补肾壮阳、调经补血的功效。

· 食用提醒

乌鸡的鸡头、翅膀、鸡脚均可动风、生痰、助火，故不宜多食。

乌鸡又称乌骨鸡、武山鸡，不仅喙、眼、脚是乌黑的，而且皮肤、肌肉、骨头和大部分内脏也都是乌黑的，因此被人们称为是"黑了心的宝贝"。乌鸡中的黑色素和氨基酸有助于抗衰老、抗疲劳。

· 乌鸡补肝肾，益气血

中医认为，乌鸡具有补肝肾、益气血、退虚热、调月经、止白带等功效。《本草纲目》中记载"乌鸡可补虚劳，益产妇，治女人崩中带下，一切虚损诸病"。乌鸡对于病后、产后贫血者，具有补血、促进康复的作用。

· 这样吃最养气血

炖汤。乌鸡是药用肉鸡，是营养价值很高的滋补品。为使营养成分不受破坏，在烹调时，适合小火慢炖。可搭配莲子、糯米等食材，增强补肝肾、健脾胃的效果。

· 人群宜忌

✔ 体虚血亏、肝肾不足、脾胃不健者。

✘ 高血压、血脂异常、头晕头痛、感冒者。

· 最佳营养搭配

补血，养颜	乌鸡	+	红枣

健脾，益肾	乌鸡	+	山药

补中益气
乌鸡黄芪红枣汤

材料　净乌鸡250克，红枣100克，黄芪
　　　　30克。

调料　盐3克。

做法

❶ 净乌鸡冲洗干净，剁成块，放入沸水中
焯烫去血水；红枣洗净；黄芪择去杂质，
洗净，装入纱布袋中。

❷ 锅置于火上，放入乌鸡块、红枣、黄芪，
倒入没过锅中食材的清水，大火烧开后
转小火煮至乌鸡肉烂，取出黄芪，加盐
调味，吃鸡肉、红枣，喝汤即可。

功效　乌鸡能补血，黄芪能益气，二者合用
　　　　有气血双补的功效，适合因气血双亏
　　　　而月经不调的女性食用。

烹饪妙招　加入生姜，暖宫活血效果更好。

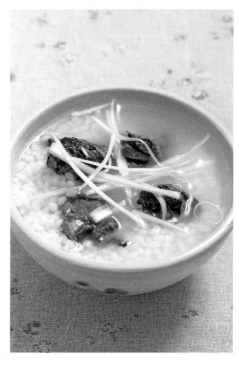

滋阴补气
乌鸡糯米葱白粥

材料　乌鸡腿1只，糯米250克。

调料　葱白、盐各3克。

做法

❶ 将乌鸡腿洗净，切块，滚烫后捞出洗净，
沥干；糯米淘净，待用；葱白去头须，
切丝。

❷ 将滚烫后的乌鸡腿块加4碗清水用大火
烧开后，改小火煮15分钟，然后放入糯
米，烧开后改小火煮，糯米煮熟后加入
盐调味，最后放葱丝焖片刻即可。

功效　补气养血，安胎止痛。可改善女性因
　　　　气血虚弱所致的胎动。

烹饪妙招　炖煮此汤时，宜用砂锅小火慢炖。

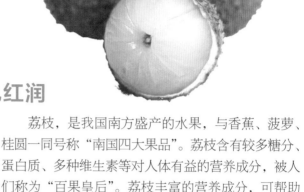

生津活血的果品
荔枝

生津益血，使面色红润

性味归经：性微温，味甘、微酸；归脾、胃、肝经
功效：养血健脾、行气消肿，主治病后体虚、脾虚泄泻、津伤口渴
主要营养成分：葡萄糖、蔗糖、蛋白质、维生素、叶酸
挑选窍门：颜色红绿相间、果肉紧实饱满
最佳烹调方式：生食、煎汤、熬粥

荔枝，是我国南方盛产的水果，与香蕉、菠萝、桂圆一同号称"南国四大果品"。荔枝含有较多糖分、蛋白质、多种维生素等对人体有益的营养成分，被人们称为"百果皇后"。荔枝丰富的营养成分，可帮助女性补充能量，增加营养，促进微循环，增强身体免疫能力。

· 实用小偏方

荔枝粥，养血理气

荔枝核15克，小茴香10克，橘核15克，粳米50克。先将荔枝核、橘核、小茴香下水煎煮，滤渣取药液，将药液与粳米一同煮粥。从每个月月经结束的第1天开始服用，早、晚各服1剂，连服1周。女性长期服用可舒肝解郁、散结，增强免疫功能。

· 荔枝益肾暖身，理气调血

《本草备要》记载："荔枝核入肝肾，散滞气，辟寒邪，治胃脘痛，妇人血气痛。"荔枝核具有行气散结的作用，如女性月经不调、情绪不佳，都属于气血不通畅。荔枝核入药，可疏通气血、调经止痛。

· 这样吃最养气血

熬水。用荔枝干、红枣各50克，水煎服，每天1剂，久服能补益心脾、养血悦色，补血益气效果佳。此方也适合贫血的女性及身体虚弱者。

· 人群宜忌

✔ 贫血、脾虚久泻、气虚胃寒、呃逆、产后血虚者。

✘ 阴虚火旺、扁桃体炎、咽喉炎、便秘者。

· 食用提醒

荔枝性温，多吃容易上火。建议成年人每天吃荔枝不要超过300克，儿童一次不要超过100克。空腹大量食用荔枝，易导致低血糖，发生"荔枝病"。

· 最佳营养搭配

温中，益气	荔枝	+	鸡肉
健脾益气，养肝补血	荔枝	+	大米

益气补血
荔枝红豆粥

材料 红豆 60 克，荔枝 50 克，大米 40 克。

调料 白糖 3 克。

做法

❶ 红豆洗净，用水浸泡 4 小时；大米淘洗干净，用水浸泡 30 分钟；荔枝去皮，去核。

❷ 锅置于火上，倒入适量清水煮沸，放入红豆，用大火煮沸后改用小火煮至红豆熟，加入大米煮至粥软烂，再加入荔枝略煮，加白糖调味即可。

功效 促进血液循环，益心脾，补气血，可以很好地改善贫血患者的症状。

烹饪妙招 红豆提前浸泡，可以缩短煮制时间。

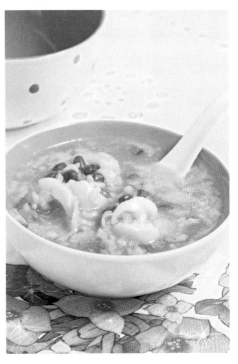

健脾补肾
荔枝桂圆山楂汤

材料 荔枝肉、山楂肉各 50 克，桂圆肉 20 克，枸杞子 10 克。

调料 红糖 3 克。

做法

❶ 荔枝肉、山楂肉洗净；桂圆肉稍浸泡后洗净；枸杞子稍泡洗净，捞出沥水。

❷ 锅置于火上，倒入适量清水，放入山楂肉、荔枝肉、桂圆肉，大火煮沸后改小火煮约 20 分钟，加入枸杞子继续煮约 5 分钟，加入红糖拌匀即可。

功效 扩张血管，促进血液循环，益心脾，补气血。

烹饪妙招 选用干制荔枝、山楂、桂圆熬水更香甜，补气益血效果更佳。

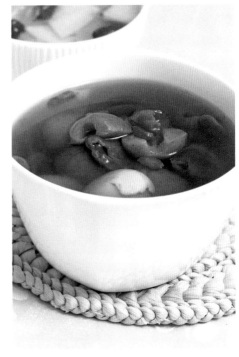

桃子

补心活血长寿果

性味归经： 性温，味甘、酸；归肝、大肠经
功效： 生津润肠、活血消积，主治津伤便秘、气血不足、阴虚盗汗
主要营养成分： 有机酸、果糖、葡萄糖
挑选窍门： 表皮绒毛较多且扎手、果蒂呈红色、果实手感较沉
最佳烹调方式： 生食、榨汁

· 实用小偏方

桃干蜂蜜水，益肺养心

桃子洗净后切成两半，去核晒干后，拌上蜂蜜，放入带盖瓷盅内隔水蒸2小时；蒸好冷却后装瓶备用。每次饭后吃1～2块桃干片，用温开水冲桃蜜水半匙服食。桃干搭配蜂蜜水有助于补益心肺、生津润肠。

· 食用提醒

没有完全成熟的桃子最好不要吃，吃了可能引起腹胀或腹泻。

桃子营养丰富、味道鲜美，广受人们欢迎。孙思邈称桃为"肺之果"，其富含维生素C、果胶等营养成分，具有润肺生津、延缓衰老、缓解便秘的功效。另外，桃子含铁量居水果之冠，是缺铁性贫血患者的理想辅助食物，能帮助女性朋友补气活血、美容养颜。

· 桃子补气血，助美颜

《随息居饮食谱》中记载："桃，补心活血，生津涤热。"可见，桃子具有补中益气、养阴生津、润肠通便、活血消积等功效，常食桃子，可补肾益气、润肤排毒。

· 这样吃最养气血

榨汁。桃子洗净去核后，放入搅拌机中榨汁饮用。饮用桃汁可以益肺养心、助消化，适合肺病、心血管病患者食用。

· 人群宜忌

✔ 气血两亏、面黄肌瘦、心悸气短、便秘、缺铁性贫血者。

✘ 内热偏盛、易生疮疖、脾胃虚弱者。

· 最佳营养搭配

利尿，消肿	桃子	+	莴笋
生津去热，润肠消积	桃子	+	蜂蜜

润肺益气
苹果蜜桃茶

材料 苹果块、水蜜桃块各25克，鲜柠檬1片，红茶1包。

调料 蜂蜜5克。

做法

❶ 将苹果块与水蜜桃块放入茶壶中，再放入柠檬片、红茶包。

❷ 倒入沸水，盖盖子闷泡约8分钟，待茶水温热后调入蜂蜜即可。

功效 这款茶可以清热去火、润肺化燥、生津止渴。

烹饪妙招 为了干净地去除桃毛，吃桃前可以用盐直接搓桃子的表皮，再用水冲洗干净。

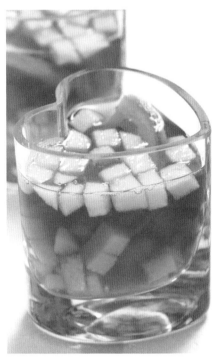

润肤美容
梅酒仙桃

材料 水蜜桃2个，青梅酒100克。

调料 柠檬汁30克，干薄荷、鲜薄荷各少许。

做法

❶ 水蜜桃洗净，去皮、去核，切片。

❷ 青梅酒倒入容器中，倒入柠檬汁；干薄荷揉碎，放进青梅酒中。

❸ 水蜜桃片摆放在容器内，淋入调好的青梅酒，浸泡15分钟左右取出，点缀鲜薄荷即可。

功效 薄荷具有清利咽喉、疏肝理气的功效，与水蜜桃搭配增补气血功效更佳。

烹饪妙招 制成的梅酒放入冰箱冷藏，不仅保鲜还可增加甜度。

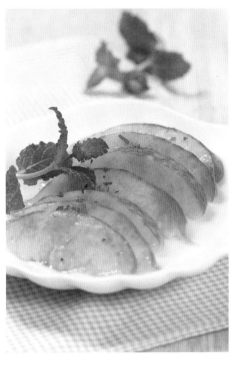

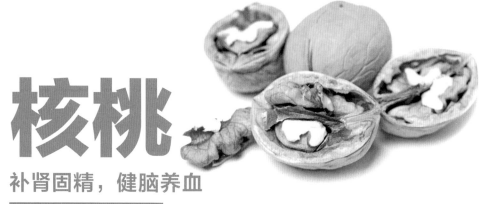

核桃

补肾固精，健脑养血

性味归经： 性温，味甘；归肺、大肠、肾经

功效： 补肾益精、润肠通便、健脑养血，主治腰痛脚弱、肠燥便秘

主要营养成分： 亚油酸、氨基酸、微量元素

挑选窍门： 外表圆整、纹路均匀、缝合线紧密、颗粒相对较重

最佳烹调方式： 生食、炒食、煎汤、打浆

· 实用小偏方

核桃杏仁糖水，润肺清热

取 10 克南杏仁、30 克核桃仁捣烂，加姜汁和适量蜂蜜一起炖。有助于润肺清肺、温中化痰。

· 食用提醒

生吃核桃时细嚼慢咽，能补肺益肾。核桃的植物油含量多，建议健康女性每天吃 2 ~ 4 个，不能过量。吃核桃时不要剥掉核桃仁表面的褐色薄皮，以保全营养。

核桃自古以来就有"万岁子""长寿果"之称，有很强的健脑补脑功效。核桃富含大脑必需的脂肪酸，其中的磷脂可增强细胞活力，促进造血，使皮肤光滑细腻，促进伤口愈合。此外，头发的颜色与肾气息息相关，因此多吃核桃也有助于黑发。

· 核桃补肾温肺，补血养气

核桃营养丰富，功效良多，具有补血养气、补肾填精、止咳平喘、润燥通便等多种功效，《神农本草经》将其列为久服轻身益气、延年益寿的上品。特别适合气虚血虚、体质虚弱者食用。

· 这样吃最养气血

将核桃放入烤箱内烤熟，然后碾成碎末。用适量温水将奶粉冲开，放入核桃末调匀，用汤锅加热成核桃牛奶汤即可。

· 人群宜忌

✔ 神经衰弱、头晕耳鸣、失眠多梦、肾虚腰痛、须发早白、肠燥便秘者。

✘ 阴虚火旺、阴虚内热体质及患热性病者。

· 最佳营养搭配

补气养血，美容养颜	核桃	＋	红枣
补脾肾，益气血，润燥益肺	核桃	＋	牛奶

化瘀消坚
芝麻核桃饮

材料 炒黑芝麻 15 克，核桃仁 5 克。

调料 蜂蜜 5 克。

做法

❶ 将炒黑芝麻、核桃仁一起研末成粉。

❷ 冲入沸水，浸泡片刻。

❸ 待温热后，调入蜂蜜饮用即可。

功效 黑芝麻可理气疏肝，核桃仁有补肾养血的功效，二者一起食用可以很好地润通血脉，针对乳腺增生引起的气瘀血滞、胀痛有很好的开瘀消坚、缓解疼痛作用。

烹饪妙招 蜂蜜宜在饮品温凉时调入，以保全营养。

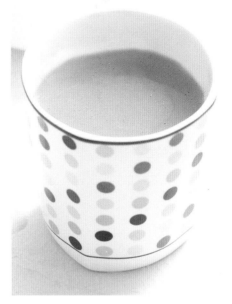

清肺润肠
核桃仁拌芹菜

材料 核桃仁 50 克，芹菜 250 克。

调料 盐、香油各 3 克，植物油适量。

做法

❶ 核桃仁拣去杂质；芹菜择洗干净，焯水后捞出沥干水分，晾凉，切段。

❷ 炒锅置于火上，倒入适量植物油，待油烧至五成热时放入核桃仁炒熟，盛出。

❸ 将芹菜段和核桃仁放入盘中，用盐和香油调味即可。

功效 核桃养肺润肺、清火化痰，搭配芹菜，润肠排毒功效更佳。

烹饪妙招 芹菜焯水后，不宜炒得太过熟烂，以免营养流失。

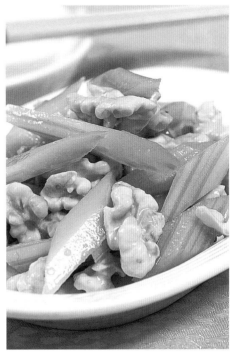

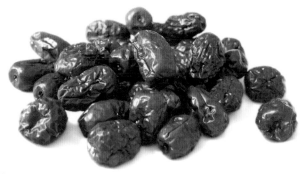

红枣

日啖三颗枣，一生不显老

性味归经：性温，味甘；归脾、胃、心经
功效：补中益气、养血安神，主治脾虚体弱、气血不足、食欲不振
主要营养成分：蛋白质、有机酸、维生素C
挑选窍门：颜色光亮、外皮柔软
最佳烹调方式：生食、煲汤、煮粥

· 实用小偏方

蜂蜜枣泥茶，养颜补气

去核红枣150克和冰糖50克放锅中，加水350毫升煮熟，收干水分，捣成枣泥。再加入250毫升蜂蜜拌匀，盛在干净的玻璃瓶中，饮用时取1茶匙加入温开水即可。常喝此茶美肤养颜、气血充足、神旺体健。

· 食用提醒

红枣性温，食用过多会助湿生痰蕴热，有湿热痰热者忌食。红枣味甜，多吃容易在体内积聚湿气，加重经期眼肿、脚肿现象，所以湿重的女性经期忌食。

红枣是一种营养佳品，既可鲜食，也可制成干果或蜜饯等，自古以来就被列为"五果"之一。红枣富含多种营养成分，具有调气血、润心肺、补脾肾、祛寒暖身等多种作用，是女性朋友良好的食物"伴侣"。

· 红枣补脾胃，养气血

李时珍在《本草纲目》中记载红枣可用于调理"脾虚弱、食少便溏、气血亏虚"等疾病，对于女性贫血、面白、气血不调等有很好的调养作用。产妇食用红枣，能补中益气、养血安神，加快机体复原。红枣性温，可暖体，对于女性体寒引起的四肢冰凉、痛经有很好的调理作用。

· 这样吃最养气血

熬水。用红枣煮汤代茶饮用，可以安心宁神、增进食欲。红枣的滋养血脉作用很好，对于女性贫血、面白、气血不调等有很好的调理作用。

· 人群宜忌

✔ 气血不足、营养不良、心慌失眠、贫血头晕者。
✘ 齿病疼痛、痰湿偏盛、腹部胀满、舌苔厚腻者。

· 最佳营养搭配

滋阴养血，安神	红枣		百合
补虚健胃，益肝养血	红枣		番茄

补充钙质，温补气血
红枣羊腩汤

材料 羊腩 200 克，红枣 20 克。
调料 盐、料酒、白胡椒粉各 3 克。
做法

❶ 羊腩洗净，切小块，放入锅中，倒入适量清水，大火烧开，略煮片刻，去除血水，捞出沥干；红枣洗净，去核。

❷ 锅中放入适量清水，放入羊腩块和红枣，加料酒炖约 50 分钟，加盐、白胡椒粉调味即可。

功效 补中益气、健脾养胃。此汤适于身体虚弱、血气不足、食欲不佳、手脚冰冷的女性食用。

烹饪妙招 焯烫羊肉时加一些米醋可去除羊肉的膻味，比例为 500 克羊肉、500 克水、25 克米醋。

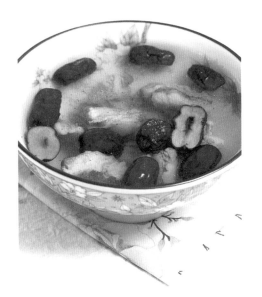

补气养血，健脾益胃
小米红枣粥

材料 小米 100 克，红枣 30 克，红豆 15 克。
调料 红糖 5 克。
做法

❶ 红豆洗净，用水浸泡 4 个小时；小米淘洗干净；红枣洗净，去核，浸泡半小时。

❷ 锅置于火上，倒入适量清水烧开，加红豆煮至半熟，再放入洗净的小米、去核的红枣，煮至烂熟成粥，用红糖调味即可。

功效 小米有清热解渴、健脾除湿、和胃安眠、滋阴养血的功效；红枣有活血、补气的功效。两者结合，增强宁心安神、补气养血的功效。

烹饪妙招 女性朋友可选用蜂蜜调味，抗过敏效果更佳。

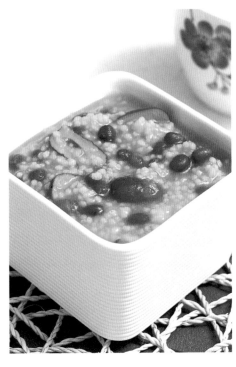

容易耗伤气血的食物速查

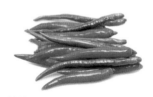

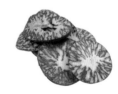

葱：属于辛味食物，中医认为，辛属阳，气也属阳，因为同气相求，所以辛走气；辛主发散，气虚的人吃辛，气就会变得更虚。故而气虚的人不宜多吃葱。

辣椒：味辛、性大热，气虚者最明显的表现就是免疫力降低，所以气虚者辣味食物吃多了，会觉得浑身无力、容易疲倦，导致感冒更加频繁。

槟榔：味辛、甘，属于耗伤正气之品，如《本草蒙筌》言"槟榔，久服则损真气，多食则泻至高之气"，故气虚的人不宜多吃。

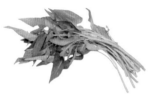

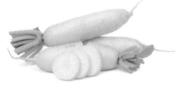

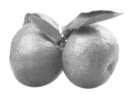

空心菜：中医认为，空心菜味甘、性寒，归肠、胃经，能润肠通便、清热凉血。但空心菜性寒滑利，有耗气作用，故气虚的人不宜多吃。

生白萝卜：因为生白萝卜是行气、降气、破气的，气虚者不宜多吃。正在服用人参、生地黄、熟地黄、何首乌等补气药物的女性，更不宜同时食用生白萝卜，以免"一补一破白忙活"。

柑橘：具有理气的作用，所以气虚女性在补气时，不宜多吃柑橘，否则补气效果不明显。

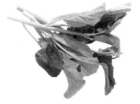

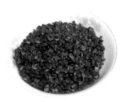

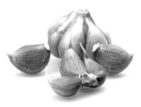

芥蓝：中医典籍《本草求原》中记载，芥蓝"甘辛、冷、耗气损血"。久食芥蓝则有耗人真气的副作用，会抑制性激素的分泌，故气虚的人不宜多吃。

花椒：属于辛味食物，具有发散作用，过多食用容易耗气，严重者可导致气虚。另外，花椒性热，容易上火的人宜少吃。

大蒜：性味大辛大热，长期大量地食用大蒜，伤人气血、损目伤脑。《本草纲目》中记载"久食伤肝损眼"。因此，眼病患者应尽量不吃大蒜，特别是身体差、气血虚弱的人更应注意。

第七章

养气血常用中药，
药食同源靓颜值

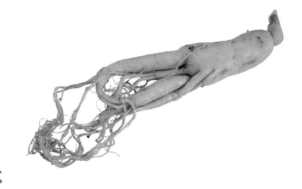

补气类中药

人参

大补元气，强壮身体

别名：白菜参、红参、野山参
性味：性温，味甘、微苦
归经：入脾、肺经
服用剂量：每天1～3克
适用体质：气虚体质
适用人群：气虚乏力、易感冒者
不宜人群：身体健康者慎用人参；失眠患者，胆结石患者，患有精神紧张，易激动及癫病、躁狂症、精神分裂的患者忌服人参；孕妇忌服人参；患有高血压、动脉硬化的老年女性忌服人参

· 常用补益方法

泡茶：将人参切薄片，放在碗内或杯中，用开水冲泡，加盖闷5分钟即可。

泡酒：将人参切薄片装进瓶中，用50～60度的白酒浸泡。

嚼食：取2～3片人参含在口中细嚼，甘凉可口，生津提神。

炖煮食品：人参有一定苦味，将人参与瘦肉、鸡肉或鱼一起炖煮，可消除苦味、滋补强身。

人参是世界闻名的滋补珍品，并有"补气第一圣药"的美誉。《本草纲目》记载"人参能补元阳，生阴血，而泻明火"，人参形状特异，犹如人的形状，食之可长寿。

· 人参补益心气、肺气

人参可用于治疗心肌炎和心功能减退、肺气肿和肺功能减退所引发的病症，具有增强心肺功能、增强消化功能和免疫功能的作用。中医认为，人参可帮助补脾健胃、补益肺气，促进骨髓造血，大补元气。

· 如何辨别优劣人参

以身长、支粗大、浆足、纹细、根茎长且较光滑、无茎痕及珍珠点，无霉变、虫蛀、折损，参根较大、参形完整、有光泽者为佳。

· 补气血巧搭配

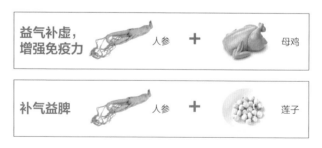

益气补虚，增强免疫力　　人参　＋　母鸡

补气益脾　　人参　＋　莲子

补益心气
人参羊肉汤

材料　羊肉250克，人参3克，枸杞子15克。

调料　葱段、姜片、盐各适量。

做法

❶ 人参、枸杞子洗净，放在砂锅中，用清水浸泡30分钟，置于火上，大火烧开后转小火煎30分钟，取汁；羊肉洗净，切块。

❷ 人参枸杞汁倒入砂锅中，放入羊肉块、葱段、姜片和没过锅中食材的清水，小火炖至羊肉烂，加少量盐调味即可。

功效　人参羊肉汤是一道补气的药膳，具有补气养血、生津止渴、安定心神、益寿延年的功效。尤其适合气血亏虚的女性朋友食用。

烹饪妙招　烹制此汤时，不要放萝卜。因为服用人参可补元气，如果同时服萝卜却是破气。一补一破，人参就起不到滋补作用。

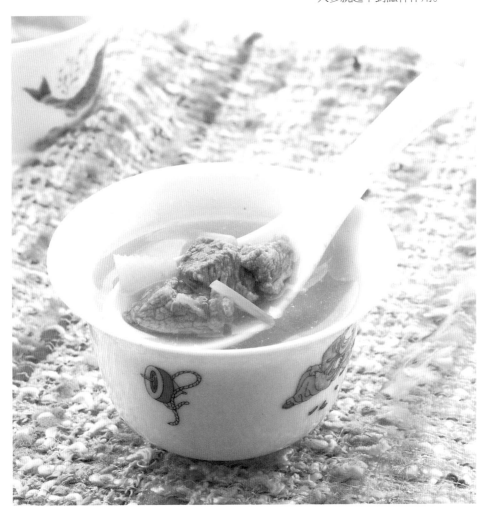

西洋参

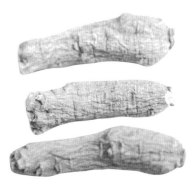

补气养阴

别名: 花旗参、洋参
性味: 性凉,味甘、微苦
归经: 入心、肺、脾、肾经
服用剂量: 每天1~2克
适用体质: 气虚、阴虚体质
适用人群: 肺虚咳嗽、肺结核初愈患者;高血压、眩晕、咽痛口干者
不宜人群: 畏寒、肢冷、腹泻、胃有寒湿、脾阳虚弱者

· 常用补益方法

含服: 可于早饭前或晚饭后取2~3克西洋参片含于口中,细细咀嚼。

茶饮: 取西洋参切片或参须3克,用沸水冲泡,闷约5分钟后,当茶频饮,可反复饮至无味,然后将参片或参须嚼服。

炖服: 将西洋参切片,每天取3~5克放入碗中,加适量水浸泡3~5小时,碗口加盖,再将其置于锅内,隔水蒸炖20~30分钟,早饭前半小时服用。

西洋参是人参的一种,原产于美国北部到加拿大南部一带。西洋参含有多种人参皂苷、洋参多糖和18种氨基酸、维生素、微量元素等成分,经常食用有助于抗疲劳、抗缺氧、强健体魄、滋阴养气。

· 西洋参补气养阴,清火生津

《本草从新》记载"西洋参补肺降火,生津液,除烦倦,虚而有火者相宜"。中医认为,西洋参具有补气养阴、清火生津等功效,可以益肺阴、清虚火、生津止渴,适用于身体虚弱、气阴不足或有内热的女性。

· 如何辨别优劣西洋参

优质西洋参,以质硬、条匀、气清香、味浓、表面横纹紧密者为佳。

· 补气血巧搭配

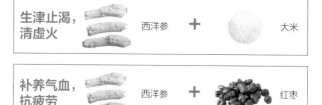

| 生津止渴,清虚火 | 西洋参 | + | 大米 |
| 补养气血,抗疲劳 | 西洋参 | + | 红枣 |

补益气血

西洋参鸡汤

材料 西洋参10克，净子鸡1只，枸杞子
10克，红枣30克。

调料 葱段、姜片各10克，盐2克。

做法

❶ 西洋参洗净浮尘；净子鸡冲洗干净，放
入沸水中焯烫去血水，捞出；枸杞子、
红枣洗净。

❷ 砂锅置于火上，放入净子鸡、西洋参、
葱段、姜片、红枣、枸杞子和适量清水，
大火烧开后转小火煮至净子鸡烂熟，加
盐调味即可。

功效 此汤具有补元气的作用，对分娩后身
体虚弱的产妇有较好的补气效果。

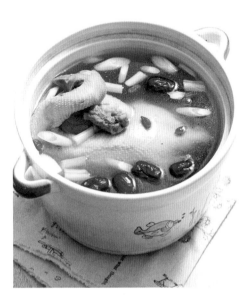

补气养阴，镇静安神

西洋参灵芝茶

材料 西洋参3克，灵芝3片。

做法

❶ 将西洋参、灵芝一起放入杯中，倒入沸水。

❷ 盖上盖子闷泡约10分钟，即可饮用。

功效 西洋参不仅具有补气养阴的功效，还
有良好的镇静作用；灵芝是滋补强
壮、固本扶正的珍贵中草药。二者合
用，具有补气养阴、镇静安神、强筋
骨、缓解疲劳的功效。

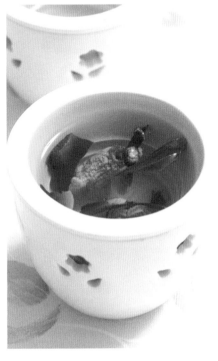

第七章 养气血常用中药，药食同源靓颜值

黄芪

补一身之气

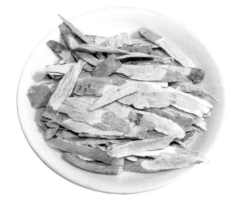

别名： 黄耆、王孙、绵黄芪
性味： 性微温，味甘
归经： 入脾、肺经
服用剂量： 每天 5 ~ 10 克
适用体质： 气虚体质
适用人群： 体虚多汗、虚劳、气虚乏力、血虚萎黄、中气下陷、久泻脱肛、便血崩漏、胎动不安、子宫脱垂、水肿、久溃不敛、气血两亏者
不宜人群： 气实者，肠胃有积滞者，火热证如面红目赤、口干口苦、心烦易怒、小便黄、大便秘结者、阳盛阴虚、上焦热甚、痘疮血分热者

· 常用补益方法

生吃： 直接取黄芪 3 ~ 5 克生嚼，偏于走表，多用于自汗、水肿等。

水煎： 将 20 克黄芪煎汤代茶饮用，可治身体困倦乏力、气短。

煮粥： 黄芪 50 克加水 200 毫升，煎至 100 毫升，去渣留汁。大米淘洗干净倒入黄芪汁中，再加水 300 毫升煮至米开花，汤稠时加红糖适量便可食用，可补气升阳。

黄芪具有补中益气、止汗、利水消肿作用，迄今已有 2000 多年的历史，其有增强机体免疫功能、保肝、利尿、抗衰老、降压和较广泛的抗菌作用，常食可益气补气。

· 黄芪益气、固表

中医认为，"气虚""气血不足""中气下陷""表不固"的情况，都可以用黄芪来调理。例如，女性平时体质虚弱，容易疲劳，常感乏力，这是气虚的一种表现；如果是贫血，则常属于气血不足；而脱肛、子宫下垂、胃下垂也常被认为是中气下陷；一遇天气变化就会感冒，体表的皮肤不坚固，这样容易被风寒、病毒侵害。有这些症状者可以食用黄芪。

· 如何辨别优劣黄芪

优质黄芪的标准：淡棕色或黄色，圆锥形，上短粗下渐细，长 20 ~ 120 厘米，表面有皱纹及横向皮孔，质坚韧。断面纤维状，显粉性，皮部黄色，木质部黄色有放射状纹理。味微甜，嚼之有豆腥味。

· 补气血巧搭配

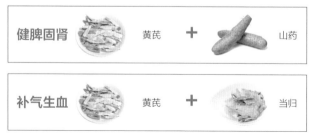

| 健脾固肾 | 黄芪 | + | 山药 |
| 补气生血 | 黄芪 | + | 当归 |

补血益气，强身暖宫
黄芪羊肉煲

材料　羊肉 500 克，当归、黄芪各 15 克。
调料　老姜 50 克，料酒 5 克，盐 3 克，猪
　　　　骨高汤适量。

做法

❶ 羊肉洗净，切成大块，焯水捞出，用温
　水洗去浮沫；老姜洗净，用刀拍松；当
　归、黄芪洗净。

❷ 锅内倒入适量猪骨高汤，放入料酒、老
　姜、当归、黄芪、羊肉块，大火烧沸后，
　转小火煲 2 小时，加盐调味即可。

功效　羊肉性温，能补气养血、温中暖宫；
　　　　当归性温，可补血活血；黄芪可补气
　　　　升阳、益气固表，常食有暖身健体的
　　　　作用。

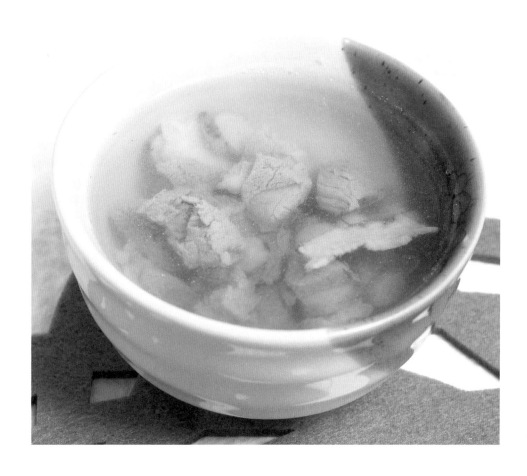

白术

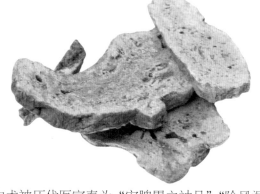

健脾益气，帮助消化

别名： 于术

性味： 性温，味甘、苦

归经： 入脾、胃经

服用剂量： 每天 6 ～ 12 克

适用体质： 脾虚湿阻、气虚自汗体质

适用人群： 脾胃虚弱、不思饮食、疲乏无力、消化不良、腹胀腹泻、黄疸湿痹、小便不利、水肿、痰饮、自汗者

不宜人群： 热病伤津及阴虚燥渴者

· 常用补益方法

煎服： 生白术 30 克，生地 30 克，升麻 3 克，用水煎服，对妇科、外科术后便秘者有效。

冲服： 将生白术 30 克研为细粉，过筛，与白糖 50 克和匀，加水搅拌成糊状，隔水蒸熟，每天服 10 ～ 15 克，分 2 ～ 3 次服用，连服 7 ～ 10 天，对小儿流涎有效。

煮粥、煲汤： 煮粥或煲汤时放些白术，具有健脾益气的功效。

白术被历代医家奉为"安脾胃之神品""除风湿之上药""消痞积之要药""健食消谷第一要药"。现代医学也表明，白术具有降低胃酸、促进肝细胞增长的疗效，有利于调节胃肠功能、增强机体免疫力。

· 白术健脾益气、消食利水

《本草纲目》记载"白术止汗消痞，补胃和中，利腰脐间血，通水道，上而皮毛，中而心胃，下而腰脐，在气主气，在血主血。"中医认为，常食白术，有健脾益气、燥湿利尿、消痰止汗、安胎等功效。

· 如何辨别优劣白术

优质白术以个大、质坚实、断面黄白色、香气浓者为佳。

· 补气血巧搭配

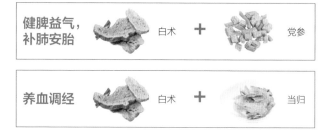

健脾益气，补肺安胎	白术 + 党参
养血调经	白术 + 当归

补血暖体
白术肉桂栗子粥

材料 肉桂 10 克，干姜 10 克，白术 20 克，甘草 6 克，山药 30 克，茯苓 15 克，去壳栗子 50 克，糯米 50 克。

做法

❶ 将前 4 味中药放进砂锅中加水浸泡，小火煎 30 分钟倒出药汁。

❷ 加水，小火再煎 20 分钟后将药汁倒出来，两次药汁配合一起放进砂锅。

❸ 再放入山药、茯苓、去壳栗子、糯米，用小火炖煮成粥。

功效 此粥具有补中益气、健脾和胃、消食化积的功效，常食有助于机体排毒、美颜护肤。

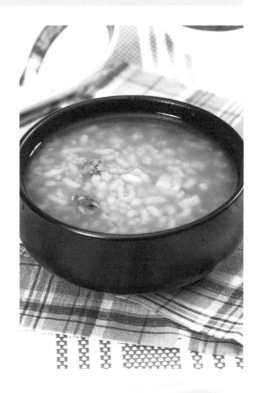

健脾安神
白术茯苓茶

材料 白术 10 克，茯苓、黄芪各 15 克。

做法

❶ 将所有材料放入砂锅中，倒入适量水。

❷ 大火烧开，小火煎煮 20 分钟后，滤取汤汁，温热服用。

功效 茯苓、白术、黄芪都有渗湿利水的功效，对气虚水肿有良好的治疗效果。此外，茯苓、白术还有健脾和胃、宁心安神的功效，黄芪还有补气固表的功效。三者合用，可健脾和胃、宁心安神，缓解孕妇水肿。

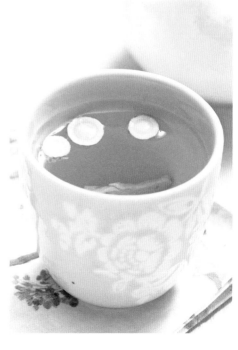

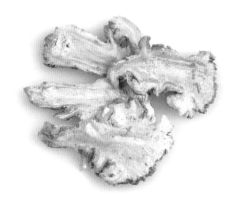

补血类中药

当归

补血活血

别名： 干归、土当归、马尾归等
性味： 性温，味甘、辛
归经： 入心、肝、脾经
服用剂量： 每天 3 ～ 5 克
适用体质： 血虚体质
适用人群： 虚寒腹痛、便秘、风湿痹痛、月经不调、经闭痛经者
不宜人群： 腹胀、腹泻者，孕妇

· 常用补益方法

煮： 将猪肝200克洗净，切片，放入当归5克、黄芪10克，加适量水熬煮40分钟左右，有益气补血的功效。

炖汤： 取当归10克，红枣20克，猪血制品200克。将猪血洗净，切小块，放入当归、红枣炖煮，加适量调料即可。

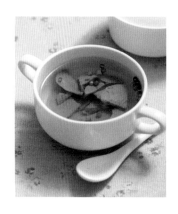

血虚的人群中，女性居多，因此当归是女人的一味良药。当归也被中医认作"血中之圣药"，任何与血有关的病症，无论是需要补血、行血，还是破血、止血，当归都可以用。

· 当归补血活血、调经止痛

当归可养血、暖宫，有补血活血、调经止痛、润肠通便等功效，被视为妇科调经补血之圣药。现代研究表明，当归含有内酯类、有机酸等功能性成分，有促进造血、增强心脏功能、调节血脂、增强免疫力、保护肝脏和抗辐射的作用。

· 如何辨别优劣当归

1　看颜色。不要选择颜色金黄的当归，要选择土棕色或黑褐色的，因为金黄色说明硫熏的比较严重，黑褐色一定要看看颜色是否均匀，否则可能是用煤火熏烤所致。

2　看外形。当归的根略成圆柱形，根头略膨大。

3　看硬度。优质当归较柔韧，断面为黄白或淡黄色。不要选择太干的当归。

· 补气血巧搭配

暖胃，养血	当归	+	羊肉
活血化瘀	当归	+	山楂

补气养血，温中散寒
当归生姜羊肉汤

材料 羊瘦肉 250 克，当归 10 克。

调料 鲜姜片 15 克，盐 3 克，植物油适量。

做法

❶ 羊瘦肉去净筋膜，洗净，切块，放入沸水中焯烫去血水；当归洗净浮尘。

❷ 锅置于火上，倒植物油烧至七成热，炒香姜片，放入羊肉块、当归翻炒均匀，倒入适量清水，大火烧开后转小火煮至羊肉烂熟，加盐调味，去当归、生姜食肉喝汤即可。

功效 当归可补血活血、调经止痛，生姜可祛寒止痛，羊肉可温暖脾胃。三者一起煮汤，有很好的补养气血功效。

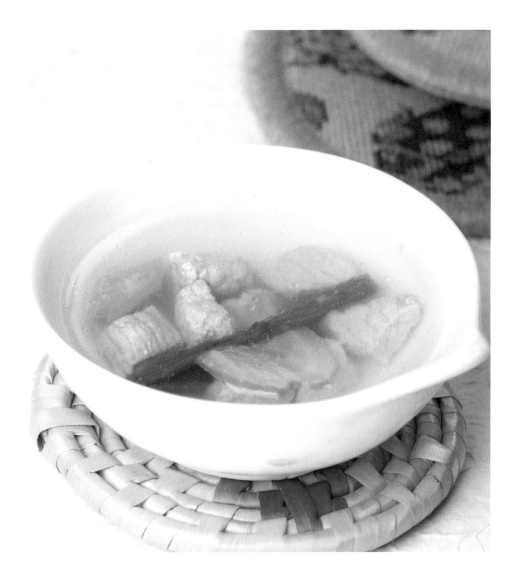

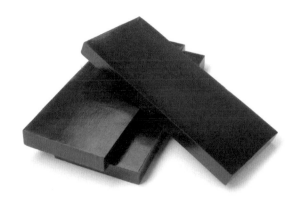

阿胶

滋阴润肺，补血

别名： 傅致胶、盆覆胶、驴皮胶
性味： 性平，味甘
归经： 入肺、肝、肾经
服用剂量： 每天3～5克
适用体质： 血虚体质
适用人群： 体质虚弱、血虚者
不宜人群： 感冒咳嗽、腹泻、生理期、消化不良及出血而有瘀滞者

· 常用补益方法

口服： 阿胶可直接含化，只是略有气味。

冲服： 将阿胶粉碎成细粉，每次取3克放在牛奶杯中，边加边搅拌，使阿胶粉充分溶入牛奶，温服。

烊化： 阿胶2片放入一平底瓷器中，倒入黄酒，以没过阿胶为准，浸泡约12小时，之后加入冰糖、红枣、芝麻，上锅蒸2小时即可。平时放入冰箱保存，每天用2次，每次取一小羹，加热水一小碗服用。

阿胶，为驴皮熬成的胶块，因出自山东东阿，所以称为阿胶。阿胶可药食两用，为补血佳品。《本草纲目》中称其为"圣药"，与人参、鹿茸并称"中药三宝"。现代研究也表明，阿胶能促进红细胞与血红蛋白的生成，具有抗贫血、止血作用。

· 阿胶滋阴养血、活血养颜

阿胶是传统的滋补上品、补血圣药，自古都是女性美容养颜佳品。阿胶具有滋阴润燥、补血止血的功效，长期服用可补血养血、美白养颜、改善睡眠、抗衰老、抗疲劳、提高免疫力。

· 如何辨别优劣阿胶

1　看色泽。优质阿胶"色如琥珀，黑如莹漆"。正品阿胶表面平整光亮、色泽均匀，呈棕褐色。伪品时常胶片大小、厚薄不一致，块重差异大，有油孔、气孔，色泽较黑，表面粗糙。

2　闻气味。优质阿胶砸碎后放进杯中，加沸水适量，立刻盖上杯盖，放置1～2分钟，轻轻打开，胶香气浓。伪品阿胶的水溶液没有胶香味，甚至会有腥臭味。

· 补气血巧搭配

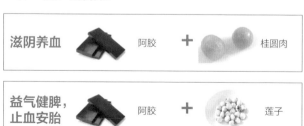

| 滋阴养血 | 阿胶 | + | 桂圆肉 |

| 益气健脾，止血安胎 | 阿胶 | + | 莲子 |

滋阴补血，改善失眠
阿胶红枣核桃膏

材料 红枣 120 克，阿胶 50 克，黑芝麻 100 克，核桃仁 100 克，枸杞子 20 克。

调料 料酒 50 克，冰糖 30 克。

做法

❶ 将阿胶敲成碎末，用黄酒浸泡 3 天；冰糖敲成碎末，红枣、枸杞子切小块，待用。

❷ 将泡软的阿胶放入锅中，边加热边搅拌，直到阿胶全部溶化成液体。加入敲碎的冰糖末，边搅拌边煮。待冰糖全部融化后，加核桃仁和红枣、枸杞子块搅拌。

❸ 待核桃仁、红枣、枸杞子均匀裹上阿胶液后，再加入黑芝麻，搅拌 20 分钟后关火。

❹ 在容器内部铺上保鲜膜，倒入煮好的阿胶膏晾凉后，盖上盖子放入冰箱冷藏 24 小时，即可切块食用。

功效 补气养血、宁心安神，协助改善失眠症状。

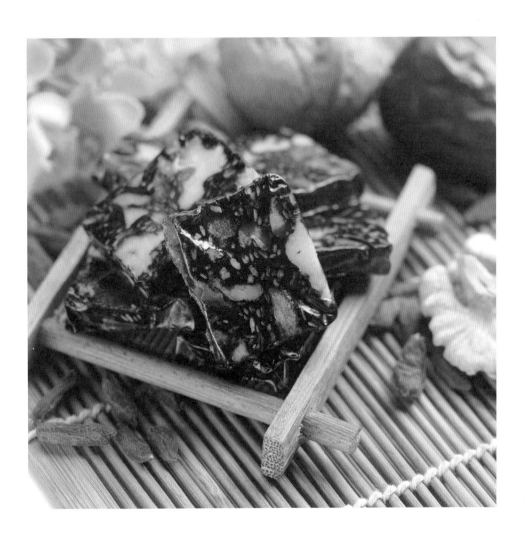

熟地黄

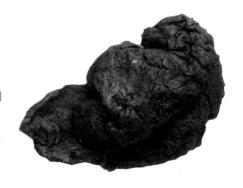

滋阴补血，护肤养颜

别名： 干地黄
性味： 性寒，味甘、苦
归经： 入心、肝、肾经
服用剂量： 每天 10～30 克
适用体质： 气虚血亏体质
适用人群： 血虚、月经不调、肝肾阴虚、腰膝酸软、眩晕、耳鸣、须发早白者
不宜人群： 脾胃虚弱、气滞多痰、脘腹胀痛、食少便溏者

· 常用补益方法

水煎： 将 20 克制何首乌与 20 克熟地黄清洗干净，放入砂锅中煎煮半小时，放入冰糖，滤去药渣即可饮用，可补血益肾。

炖汤： 牛肉配熟地黄、枸杞子、桑葚等，能补益气血，改善肾虚引起的脱发。

熟地黄由生地黄加工炮制而成，中药滋补名方六味地黄丸和四物汤中都有熟地黄，足见其重要性。熟地黄可以促进造血功能、降血压、调血脂、抑制血栓形成，经常食用可改善心肌缺血，增强机体功能。

· 熟地黄滋阴补血、调脂降糖

中医认为，熟地黄具有滋阴补血、补精益髓等功效，可用于治疗血虚萎黄、眩晕、心悸失眠、月经不调等症。

· 如何辨别优劣熟地黄

1　看外观。熟地黄的制作方法非常复杂，需要通过九蒸九晒才能制成，真正好的熟地黄块根相对较为肥大，颜色看起来乌黑有光泽。

2　看手感。真正的熟地黄外观看起来比较湿润，用手指挤压能使得触碰位置产生凹陷不硬实。

· 补气血巧搭配

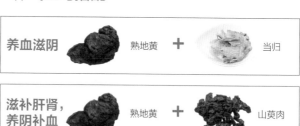

养血滋阴	熟地黄	+	当归

滋补肝肾，养阴补血	熟地黄	+	山萸肉

清火生津

玉竹沙参养阴茶

材料　玉竹3克，沙参、麦冬、生地黄各2克。

做法　将上述材料一起放入杯中，倒入沸水，盖上盖子闷泡8分钟后饮用。

功效　这款茶饮是夏日清肺、去胃火、养阴生津的佳品。

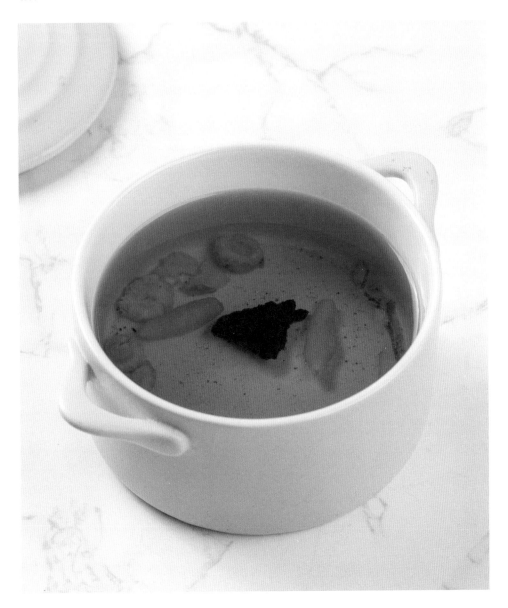

第七章　养气血常用中药，药食同源靓颜值

·

何首乌

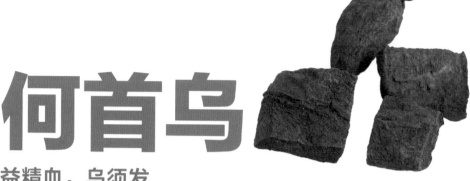

益精血，乌须发

别名： 首乌、地精、何相公
性味： 性微温，味苦、甘、涩
归经： 入肝、肾经
服用剂量： 每天 10 ～ 30 克
适用体质： 血虚体质
适用人群： 病后体虚、血虚萎黄、年老体弱、阴血亏虚所致须发早白、腰膝酸软者，都适合用制何首乌来调补；血虚便秘的体弱者，适合用生何首乌调补
不宜人群： 大便溏泻者忌用生何首乌

· 常用补益方法

取汁： 将制何首乌洗净敲碎，按制何首乌与清水 1：10 的比例，将制何首乌浸入清水约 2 小时，再煎煮 1 小时，去渣取汁备用。

熬粥： 取黑豆、黄豆各 10 克，花生仁 10 枚，红枣 15 克，核桃仁 2 枚，一起洗净，放清水中浸泡 1 小时，将泡好的材料和 50 毫升何首乌药汁倒入砂锅，加适量清水，熬煮 20 分钟即好。此粥有益智健脑的作用。

何首乌含有蒽醌类化合物、卵磷脂等功能性成分，有延缓衰老、调节血脂、提高免疫力的作用。中药何首乌有生何首乌与制何首乌之分。生何首乌有解毒消痈、润肠通便之功，而制何首乌有滋阴养血、填精补髓之功，所以，女性养血多用制何首乌。

· 何首乌补肝益肾、延缓衰老

《本草纲目》中记载何首乌"能养血益肝，固精益肾，健筋骨，乌髭发，为滋补良药。不寒不燥，功在地黄、天门冬诸药之上"，可见何首乌具有补肝、益肾和养血的效果。血虚出现头晕目眩、面色萎黄、腰膝酸软的女性，最适宜食用。

· 如何辨别优劣何首乌

优品何首乌的最大特点是外表面、断面均带红棕色，且断面有云锦状花纹。

· 补气血巧搭配

补肝肾，益精血，抗早衰	何首乌 +	鸡蛋
养血益精，活血祛风	何首乌 +	黑豆

益肾养肝
何首乌红枣粥

材料　制何首乌30克，粳米50克，红枣15克。

调料　冰糖适量。

做法

❶ 制何首乌洗净，粳米淘洗干净，红枣洗净。

❷ 将所有材料放入锅中，加入适量清水，煮成稀粥，放入冰糖稍煮至糖化即可。

功效　此粥具有益肾抗老、养肝补血、健脾益气的食疗功效。

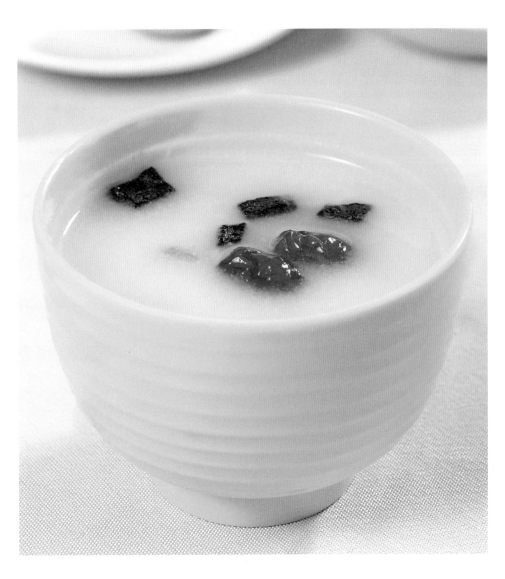

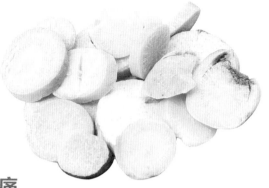

白芍

养血调经，解痉止痛

别名: 白芍药、金芍药
性味: 性微寒，味苦、酸
归经: 入肝、脾经
服用剂量: 每天 10 ～ 15 克
适用体质: 血虚体质
适用人群: 头痛眩晕、胸痛、胁痛、腹痛、四肢挛痛、血虚面色萎黄、月经不调、自汗盗汗者
不宜人群: 脾胃虚寒者

· 常用补益方法

生吃: 白芍 5 克，洗净生吃，有养阴、敛汗的作用。

水煎: 白芍 10 克，桂圆肉 20 克，红枣 30 克，清水煎煮后放入红糖调味，当茶饮，有养血健脾的功效。

炖汤: 取白芍 10 克，加清水 300 毫升煎至 100 毫升，加进已溶解的阿胶 30 毫升、鲜鸡蛋 2 枚（去蛋清取蛋黄），倒入药汁中，煮沸喝汤。

冲服: 将白芍 100 克、干姜 40 克，研成细末，分成 8 包，月经来时每天服用 1 包，以黄酒为引，连服 3 周，可用于治疗痛经。

在百花之中，能与花王牡丹比美的，只有芍药。芍药的花，是观赏名花；芍药的根，又是治病的良药，叫做白芍。白芍有清除自由基、抗氧化的作用，经常食用可改善面色萎黄、色斑，使肌肤更加白润、有光泽。

· 白芍养血调经、缓中止痛

《本草纲目》中记载"白芍药益脾，能于土中泻木"。中医认为，白芍具有柔肝止痛、养血调经、敛阴止汗等功效。白芍可用于治疗女性胸腹胁肋疼痛、胆囊炎疼痛、胆结石疼痛、泻痢腹痛、痛经、四肢拘挛疼痛、自汗盗汗等症状，对胃肠平滑肌具有解痉止痛的作用。

· 如何辨别优劣白芍

白芍以根粗、坚实、无白心或裂隙者为好。

· 补气血巧搭配

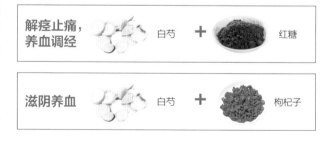

| 解痉止痛，养血调经 | 白芍 + 红糖 |
| 滋阴养血 | 白芍 + 枸杞子 |

活血止痛
白芍姜糖茶

材料　白芍干品 10 克。

调料　干姜 3 克，红糖 5 克。

做法

❶ 将所有材料一起放入杯中，冲入沸水。

❷ 盖上盖子闷泡约 15 分钟，调匀后即可饮用。

功效　活血散瘀、止痛、驱寒暖身，适合痛经伴有血块、胃脘寒冷的女性饮用。

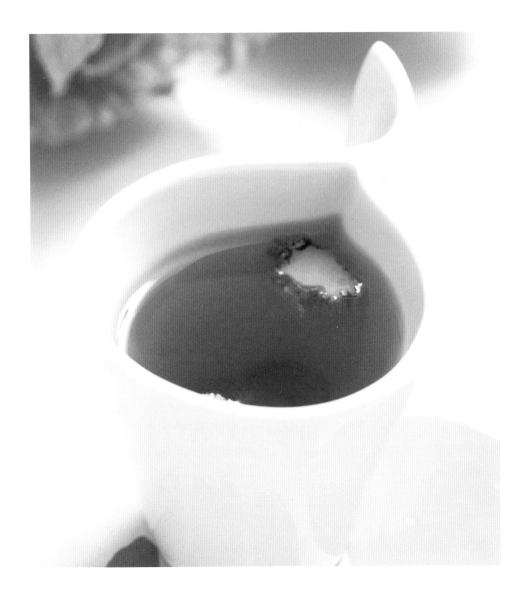

家庭必备养气血常用中成药

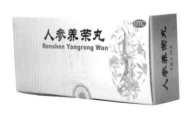

人参养荣丸　　荣一身气血

出处： 宋代《太平惠民和剂局方》。

主要成分： 人参、当归、茯苓、白术、熟地黄、白芍、陈皮、肉桂、炙黄芪、远志、五味子。

功效主治： 温补气血。用于心脾不足、气血两亏、形瘦神疲、食少便溏、病后虚弱。

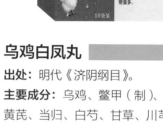

乌鸡白凤丸　　补血养颜

出处： 明代《济阴纲目》。

主要成分： 乌鸡、鳖甲（制）、牡蛎、人参、黄芪、当归、白芍、甘草、川芎、地黄、山药、芡实等。

功效主治： 补气养血，调经止带。用于气血两虚、身体瘦弱、腰膝酸软、月经不调、白带量多。

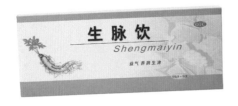

生脉饮　　补气养血离不了

出处： 唐代《千金方》。

主要成分： 人参、麦冬、五味子。

功效主治： 益气，养阴生津。用于气阴两亏、心悸气短、自汗。

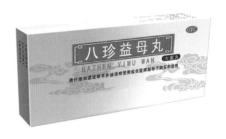

八珍益母丸　　进补气血的妇科圣药

出处： 明代《景岳全书》。

主要成分： 益母草、党参、白术、茯苓、当归、甘草、川芎、熟地黄、白芍。

功效主治： 益气养血，活血调经。用于气血两虚兼有血瘀所致的月经不调，症见月经周期错后、行经量少、精神不振、肢体乏力。

第八章

人体自有"特效药"，按按捏捏让气血活跃

12 经络气血
运行时间和保养方法

肺经

肺经位于上肢内侧，肺经和肺、大肠、喉咙等器官密切联系，肺经畅通，也就保证了这些相关器官的功能正常。如果肺经有问题，就会出现发热怕冷、鼻塞流涕、头痛、气喘胸闷等症状。

气血运行时间： 凌晨 3 ~ 5 点（寅时）

气血保养方法： 平常看电视、坐车等空闲时间可以用手掌拍打肺经循行的位置，拍打力度要轻，每次 1 ~ 3 分钟即可。寅时按摩肺经最好，但此时是睡眠时间。因此，可从同名经上找，也就是上午 9 ~ 11 点足太阴脾经当令的时段，可对肺经和脾经做按摩。

大肠经

大肠经位于上肢外侧，可有效预防皮肤病。大肠运送排泄废物，如果饮食失调、误食不净食物，或其他脏腑失调，都会引发大肠疾病。如果大肠经有问题，就会出现口干舌燥、腹痛腹胀、大便稀烂、便脓血等症状。

气血运行时间： 早晨 5 ~ 7 点（卯时）

气血保养方法： 清晨起床后，最好养成排便的习惯。起床后先喝 1 杯温开水，再去卫生间将头天积攒的废物排出体外。拍打刺激大肠经通便是保养大肠的好方法，每天拍打 1 次，每次 12 分钟左右，双手交替进行。

胃经

胃经位于人体正面，从头至脚的一条线路。胃是消化食物转化全身营养的枢纽，暴饮暴食或病毒入侵，都会伤害到胃而出现胀满疼痛、呕吐反胃、口臭等症状。

气血运行时间： 上午 7 ~ 9 点（辰时）

气血保养方法： 辰时吃早餐，可补充能量使肠胃安宁。人在这时候吃早餐最好消化，也好吸收。早餐可安排温和养胃的食品，如稀饭、面条等。饭后 1 小时循按胃经，调节人体肠胃功能。

脾经

脾经在人体的正面和侧面。脾是消化、吸收、排泄的总调度，又是人体血液的统领。不论是补气还是补血，都要顾及脾胃，避免伤胃败脾。如果脾脏虚弱，就容易出现胃口不佳、面色萎黄、头晕、腹胀、易打嗝的症状。

气血运行时间： 上午 9 ~ 11 点（巳时）

气血保养方法： 上午 9 ~ 11 点正是脾经值班，这时拍打刺激脾经就是对脾最好的保养。此时不要食用燥热及辛辣刺激性食物，以免伤胃败脾。

▪ 心经

心经位于手臂内侧。心主血脉和神志，如果血脉运行有障碍，则会引起急躁失眠、口舌糜烂、贫血、心律不齐、心力衰竭、神志错乱等症状。

气血运行时间： 中午 11 ～ 1 点（午时）

气血保养方法： 午时不适宜做剧烈运动，有条件的话午睡片刻，对于养心很有好处，可使下午至夜晚精力充沛。可在饭前轻轻拍打心经循行路线上的穴位，拍打时五指并拢微屈，以感觉舒适为宜。

▪ 膀胱经

膀胱经分布于头顶到足部。膀胱是泌尿系统主要的器官，能储存、排泄尿液。膀胱虚弱时，容易出现小便不畅或次数多、浑浊不清，或有遗尿、尿痛等症状。

气血运行时间： 午后 3 ～ 5 点（申时）

气血保养方法： 通常来说，人在申时体温较高，阴虚的人更突出。这时，适当活动有助于体内津液循环，喝滋阴泻火的茶水对阴虚的人有效。

▪ 小肠经

小肠经位于肩部和手臂外侧，小肠具有分别清浊及吸收的功能。如果饮食习惯不好，损伤脾胃，也会引起小肠疾病。小肠虚弱时，易出现口渴心烦、腹胀、腹泻、体重减轻等症状。

气血运行时间： 午后 1 ～ 3 点（未时）

气血保养方法： 午餐最好在午后 1 点前吃完，这时小肠精力最旺盛，能够更好地吸收营养物质。否则，就会造成浪费。另外，午餐要吃好，饮食的营养价值要高、要丰富。午餐后按经脉循行路线按揉小肠经穴位能起到最佳效果，肩部可请人帮助按揉，但要注意力度，每次按揉 5 ～ 10 分钟，以舒适为度。

▪ 肾经

肾经位于人体上身正面，以及腿部内侧和脚底。肾经负责协调阴阳两种基础的生命能量，和心、肝、脾、肺四脏的联系很紧密。如果肾虚了，就会出现精神萎靡、头晕耳鸣、腰膝酸软、失眠健忘等症状。

气血运行时间： 傍晚 5 ～ 7 点（酉时）

气血保养方法： 酉时不适宜做过量活动，也不适宜喝太多的水。休息时，用手掌或按摩槌等工具对肾经循行路线上的穴位做拍打刺激，每次拍打肾经 5 ～ 10 分钟，对于重点穴位（涌泉穴、太溪穴）做按摩或艾灸。

▪ 心包经

心包经位于人体手臂内侧及前胸。心包经主管心脏外围组织，可以保护心脏不受外物入侵。但如果心包经有病邪侵犯，就会发生病变，出现心痛、心悸、心胸烦闷、癫狂、呕吐、热病、疮病及肘臂挛痛等病症。

气血运行时间： 晚上7～9点（戌时）

气血保养方法： 晚饭后适宜散步，散步时轻轻拍打心包经穴位，至潮红为宜，注意拍打力度，每次3～5分钟即可。

▪ 三焦经

三焦经集中于人体头部、颈部以及手臂外侧。三焦经主要掌管诸气，行气行水，人体诸气水液皆通过三焦而输布到各脏腑或排出体外。如果三焦经出现障碍，就容易出现听觉模糊、喉部或眼睛疼痛、耳鸣、肩臂疼痛等症状。

气血运行时间： 晚上9～11点（亥时）

气血保养方法： 不要超过亥时入睡，入睡前轻轻拍打三焦经循行路线，拍打3～5分钟即可，要注意拍打力度。

▪ 胆经

胆经位于人体侧面，循行路线较长，从头到脚，部位多，功能广。胆的生理功能是通过分泌胆汁帮助食物消化代谢的，另外，胆经的盛衰对于事情的判断能力、临场应变能力，也有重大影响。如果胆经出问题，就容易出现头晕目眩、耳鸣、胸胁疼痛、失眠多梦等症状。

气血运行时间： 午夜11点～凌晨1点（子时）

气血保养方法： 在子时前要入睡，不要熬夜。如果选择子时入睡，可在睡前拍打胆经，头部可用手指刮拭，但要注意拍打力度，以舒适为宜，建议每次不超过3分钟。

▪ 肝经

肝经的循行，从胸部到足部。肝脏可以贮藏、分配和调节全身血液，疏导全身功能活动，使气血调和。如果肝经出现问题，就会有两胁胀痛、胸闷不舒、黑斑、头晕目眩、眼袋等症状。

气血运行时间： 凌晨1～3点（丑时）

气血保养方法： 丑时保持熟睡是对肝最好的关怀。如果丑时不能入睡，肝脏还在输出能量支持人的思维和行动，就无法完成新陈代谢。

补气养血穴位

气海穴：补气第一要穴

气，元气；海，海洋。穴在脐下，为人体元气之海。

▪ 培元补虚效果好

气海穴在脐下 1.5 寸，中医认为此处是人体的中央，是生气之源，人体的真气由此而生，所以对于阳气不足、生气乏源导致的女性虚寒性疾病，气海穴往往具有温阳益气、培元补虚的功效。

▪ 主治女性气机不畅引起的疾病

主治绕脐腹痛、水肿鼓胀、脘腹胀满、水谷不化、月经不调、痛经、经闭、产后恶露不止、胞衣不下、脏气虚疲、腰痛、食欲不振等。

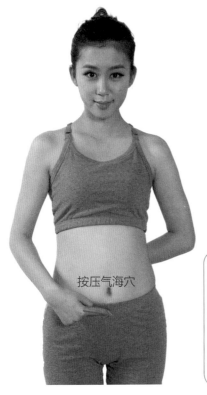

按压气海穴

▪ 精准取穴

本穴位于下腹部。脐中下 1.5 寸，前正中线上，肚脐中央向下与关元穴之间的中点处即是气海穴。

▪ 按压气海穴

用拇指或食指指腹按压气海穴 3 ~ 5 分钟，动作要轻柔缓慢，按摩至有热感，就可以感觉到体内的气血通畅，身体轻松。

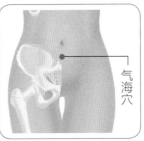

气海穴

关元穴：补益元气，强身健体

关，关藏；元，元气。穴在脐下 3 寸，为关藏人身元气之处。

▪ 历代医家公认的强壮要穴

关元穴是任脉与足太阴脾经、足少阴肾经、足厥阴肝经的交会穴，为三焦元气所发处，联系命门，为阴中之阳穴。它可以补益全身元气，可以保健、延缓衰老。

▪ 补气回阳功能好

关元穴有培肾固本、补气回阳的功效。主治女性不孕、月经不调、痛经、白带过多、肠胃疾病等。

▪ 精准取穴

关元穴在下腹部，人体正中线上，肚脐中央向下 4 横指处。

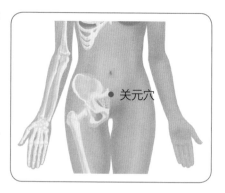

关元穴

▪ 艾灸关元穴

将艾条的一端点燃，对准关元穴施灸。艾条距离皮肤 2 ~ 3 厘米，感觉皮肤温热但并不灼痛，每次施灸 15 ~ 30 分钟，灸至局部皮肤产生红晕为度。隔日灸 1 次，每月持续灸 10 次。

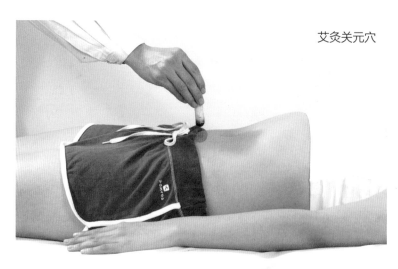

艾灸关元穴

涌泉穴：益精补肾，滋养脏腑

涌，水涌出；泉，泉水。本穴为足少阴肾经脉气的起源，是人体的最低位置，可视为"地"，肾经脉气由此发出，犹如地下涌出泉水，故名"涌泉"。

· 活跃肾气，延年益寿

涌泉穴具有益精补肾、滋养五脏六腑的作用。在人体养生、防病、治病、保健等多个方面，涌泉穴都有举足轻重的作用。经常按摩此穴，可以活跃肾气、固本培元、延年益寿。

· 涌泉穴对症治病

调治神经衰弱、精力减退、倦怠无力、头项痛、头晕、眼花、咽喉痛、舌干、失音、小便不利、大便难等症。

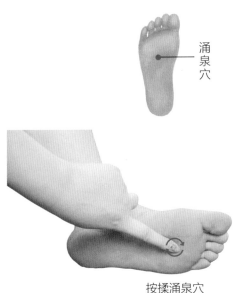

涌泉穴

按揉涌泉穴

· 精准取穴

涌泉穴位于足底第2、3跖骨之间，足底前1/3与后2/3交界处，足趾跖屈时呈凹陷处，即足心前凹陷中。抬起脚，脚趾弯曲，足底最凹陷处即是涌泉穴。

· 按揉涌泉穴

经常按揉涌泉穴对人的身体很有好处，能使人精力旺盛、体质增强。按揉涌泉穴的方法为：用一手拇指或食指指腹适当用力按揉对侧涌泉穴1～3分钟。

血海穴：补血找血海

血，气血的血；海，海洋。本穴善补气血、治各种血证，犹如聚溢血重归于海。

▪ 引血归经，治疗血症

血海穴是脾经所生之血聚集处，有化血为气、运化脾血的功能，是人体足太阴脾经上的重要穴位。它还有引血归经、治疗血症的功效。在古代，人们就曾不经意间发现刺破这个地方能够祛除人体内的瘀血，并促生新血。

▪ 女性调血大穴

血海穴与月经有一定关系，如果女性的月经量过多或不足，可以通过按摩血海穴来调理。另外，血海穴还可治疗腹胀、痛经、荨麻疹、贫血、白癜风等病症。

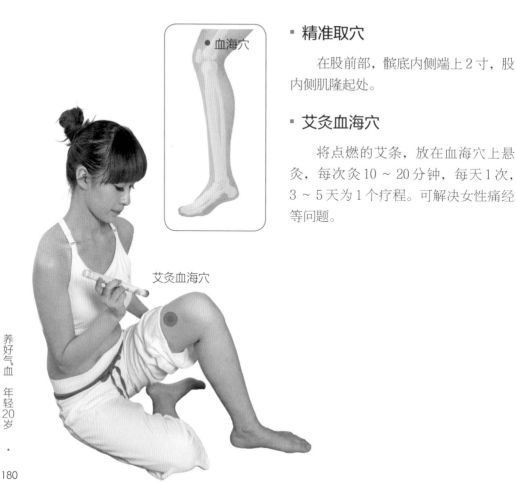

● 血海穴

艾灸血海穴

▪ 精准取穴

在股前部，髌底内侧端上 2 寸，股内侧肌隆起处。

▪ 艾灸血海穴

将点燃的艾条，放在血海穴上悬灸，每次灸 10 ~ 20 分钟，每天 1 次，3 ~ 5 天为 1 个疗程。可解决女性痛经等问题。

三阴交穴：调和气血，养肝补肾

三阴，足之三阴经；交，交会与交接。为足太阴、足少阴、足厥阴三条阴经气血物质之交会处。

· 调补肝、脾、肾三经气血

三阴交穴是肝脾肾交会的穴位，脾统血、肝藏血、肾生血，因此三阴交穴有调和气血、补肾养肝的作用。经常按摩三阴交穴，可以调补肝、脾、肾三经的气血，三经气血调和，则先天之精旺盛，后天气血充足，便可以健康长寿。

· 祛除湿、浊、毒，体自清

三阴交穴是脾经大补穴，既能够保持体内血液干净，还能将人体内的水湿浊毒运出去。有些女性的皮肤之所以过敏，患上湿疹、荨麻疹、皮炎等，都是体内的湿气、浊气、毒素在作怪。按揉三阴交穴，将这些东西清理出去，能使皮肤光洁细腻。

· 精准取穴

在小腿内侧，内踝尖上3寸，胫骨内侧缘后方。

· 掐按三阴交穴

用拇指掐按三阴交穴20次，两侧可同时进行。

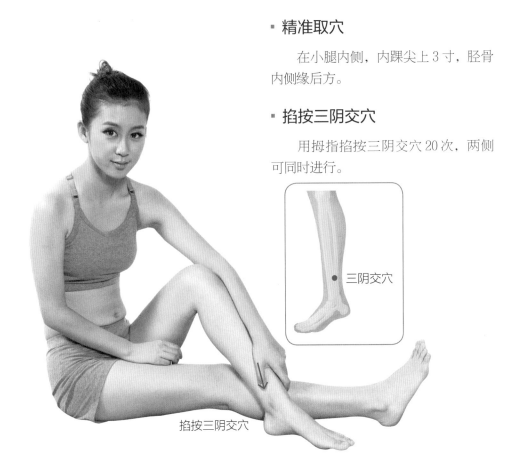

三阴交穴

掐按三阴交穴

足三里穴：补益气血，培补元气

古代以"里"为"寸"，"三里"即"三寸"。足三里穴，指膝下3寸，也表示按摩此穴，能将人体四肢瘀积的邪气驱逐在三里之处，故名"足三里"。

▪ 拍拍足三里，胜吃老母鸡

足三里穴是足阳明胃经上的穴位，而足阳明胃经属于多气多血的经络，所以刺激足三里穴能够旺盛后天之本，使气血生化有源，也就会有补益气血的功效。常言说："拍拍足三里，胜吃老母鸡。"老母鸡有很好的补肾益精、补血养阴功效，常按足三里穴，同样可以补益气血、滋养脑髓。

▪ 通经活络，健脾益胃

《针灸真髓》曰："三里养先后天之气，灸三里可使元气不衰，故称长寿之灸。"常灸足三里穴，可以增强体力、解除疲劳、预防衰老、延年益寿，对感冒、高血压、贫血、动脉硬化、冠心病、肺心病、脑出血等都有预防作用。经常艾灸此穴，可以预防多种常见的慢性病。

▪ 精准取穴

在小腿前外侧，外膝眼下3寸，距胫骨前缘一横指处即是足三里穴。

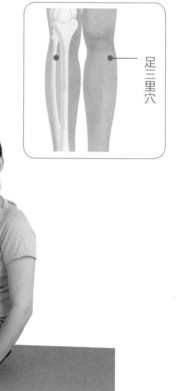

足三里穴

▪ 艾灸足三里穴

将艾条点燃，距离足三里穴2厘米处施灸，每次灸10～20分钟，每天1次，5～7天为1个疗程。

艾灸足三里穴

第九章

学会动一动，全身气血畅通，活力无限

传统中医养生法

金鸡独立，补肾虚、强健四肢

肾脏是生命力的体现，肾主骨，全身的骨骼都由肾脏来掌管，是生命的支撑。中医认为"久站伤骨"，伤骨就是在伤肾。所以，站立时间太长，就可以两脚轮换着做金鸡独立动作，大家可以看散养的公鸡，每次公鸡和母鸡交配过后，公鸡会马上跑到一边开始金鸡独立，一条腿支撑，另一条腿蜷了起来，鸡爪也抓在一起，过一会就活蹦乱跳了。我们要学习的就是这种"金鸡独立"的恢复精力的好方法。

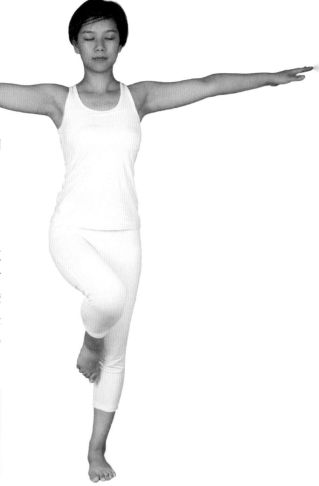

▪操作方法

在练习时，将双眼微闭，双手自然放在身体两侧，任意抬起一只脚，另一只脚支撑全身就可以了。

▪功效

中医认为，人体足部有6条重要的经络通过。通过练习金鸡独立对足部的调节，虚弱的经络就会感到酸痛，而且同时得到了锻炼。这样，经络对应的脏腑和它循行的部位也能得到相应的调节，以达到健身的目的。

> **注意事项**
>
> 关键是不要睁开双眼，以充分调动和刺激大脑神经来对整个身体的各个器官平衡进行调节。

鸣天鼓，抗衰老、补气血

中医认为，肾主藏精，肾气足则气血充盈，人就不易老。

按摩耳部，可抗衰老

"肾开窍于耳"，通过耳部的穴位按摩，如我国流传已久的"鸣天鼓"，可达到很好的强肾功效。

操作方法

1. 两手掌心搓热后，紧按两耳外耳道。

2. 用两手的食指、中指和无名指分别轻轻敲击脑后枕骨，发出的声音如同击鼓，古人称作"鸣天鼓"。

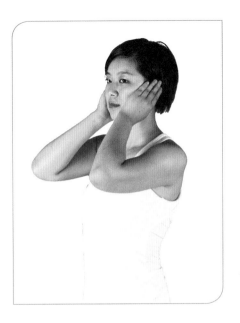

功效

鸣天鼓可去风池邪气，排除体内寒邪，而且还可调补肾元、强本固肾，针对女性由于衰老引起的头晕、健忘、耳鸣等肾虚症状有很好的调理作用。

注意事项

练习时要求顶平项直，这样可使人体的经络及肾气得到调理，督脉得到疏通。

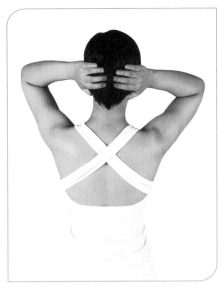

拉筋，让身体阳气充沛

俗话说"筋长一寸，寿长十年"。中医认为，筋是人体运动的主要器官，肝主筋。

肝好筋就强健

肝是血液汇聚的海洋，筋的强健自然反映了人体肝脏的功能强健。拉筋运动能打通筋脉，促进血液循环，达到暖体驱寒的功效。

操作方法

拉筋的方法有很多种，如竖叉、横叉、半劈叉、压腿等。

竖叉：两腿伸直，前后分开下压，上身直立，手可扶地。

横叉：两腿伸直，左右分开下压，上身直立，手可扶地。

半劈叉：一腿后侧着地，另一腿屈膝，脚跟贴臀部，腿内侧着地，两腿尽量分开，侧身下压，使臀部着地，两腿最好交换进行。

压腿：一腿支撑，另一腿的脚后跟放在与腰或胸同高的物体上，两腿交替进行。

功效

拉筋不仅可以保持身体的柔韧性，促进血液循环，升高体温，还可以打通背部的督脉和膀胱经——督脉通则肾功能增强，膀胱经得以疏通则风寒难以入侵，体内的毒素易于排出。

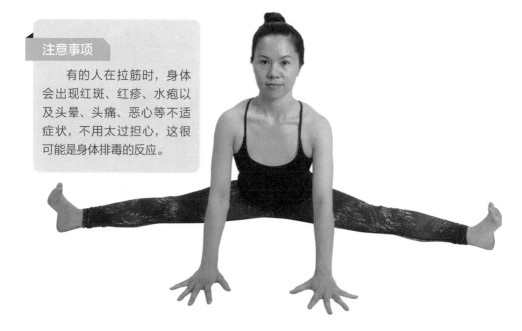

注意事项

有的人在拉筋时，身体会出现红斑、红疹、水疱以及头晕、头痛、恶心等不适症状，不用太过担心，这很可能是身体排毒的反应。

鹤戏，让女人气色好、体态充盈

五禽戏是一种中国传统的养生方法，是由模仿5种动物的动作组成的一套强身健体操，据说是汉代名医华佗创造发明的。五禽戏又被后世称为"五禽操"等。女性经常练五禽戏中的鹤戏，可以调整呼吸、改善气色，使体态变得优美轻盈。

鹤形飘逸潇洒，飞则直冲云天，落则飘然而至，颈长灵活。鹤的呼吸功能很发达。练鹤戏，主要为模仿飞翔式。

▪ 操作方法

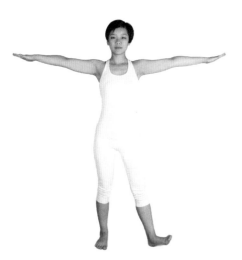

1.自然站立。吸气时跷起左腿，两臂侧平举，扬起眉毛，鼓足气力，做鸟展翅欲飞之状。

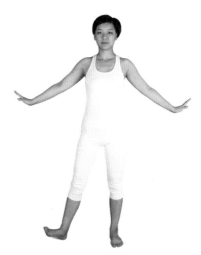

2.呼气时，左腿回落地面，两臂回落腿侧。接着，跷右腿如法操作。如此左右交替各7次。

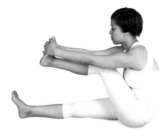

3.取坐位，下肢伸直，弯腰用手摸足趾，再屈伸两臂各6次。

注意事项

经常练鹤戏，可使形体轻灵、身心愉悦。

▪ 功效

鹤戏以胸式呼吸为主，可以增强肺的呼吸功能。鹤戏动作轻翔舒展，可调节气血、疏通经络、祛风散寒，活动筋骨关节，预防关节炎的发生，增强机体的免疫力。

补气血特色小动作

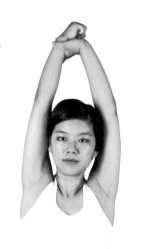

上举托物，让心脏气血充沛

▪操作方法

两手同时举过头顶，调匀呼吸。呼气时，双手用力上举，如托重物，吸气时放松，反复做 10 ～ 15 次。左右手交换，再做 1 遍，动作如前。

▪功效

上举托物可以疏通经络，有行气活血、呵护心神、促进睡眠的功效。

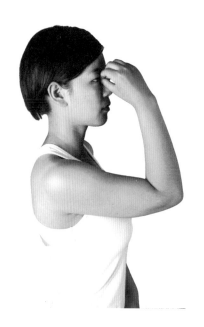

保肝指压法，给肝脏减负

▪操作方法

用拇指和食指分别按压内眼角和外眼角，左手按左眼，右手按右眼，连续按 5 ～ 10 次。

▪功效

中医认为"肝开窍于目"，护理眼部，也可以养护肝脏。保肝指压法能够起到疏肝导气的作用，帮助消减怒气。

晨起梳头弹脑，保护"诸阳之首"

头为诸阳之首，每天梳发、弹脑，能流通全身的阳经，调动人体的阳气，有健脑聪耳、明目散风的功效。

注意事项

梳头、弹脑这两个动作，每个动作做 20 次为宜。

▪操作方法

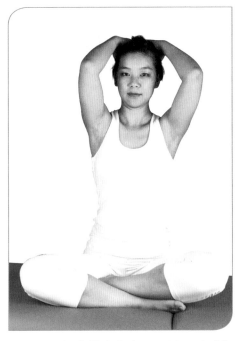

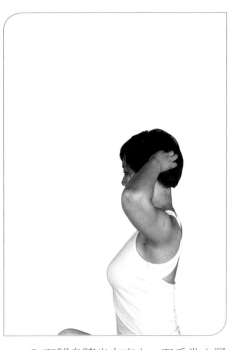

1. 双腿盘膝坐在床上，用双手手指代替梳子梳头。先从前额梳到颈部，再从头两侧梳向头顶。

2. 双腿盘膝坐在床上，双手掌心紧贴双耳，指尖朝后，用食指、中指、无名指轻轻弹击后脑。

▪功效

健脑聪耳，振奋阳气。

上班途中，昂首＋阔步＋扩胸

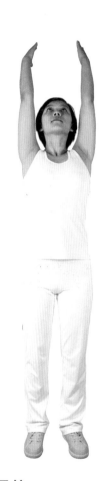

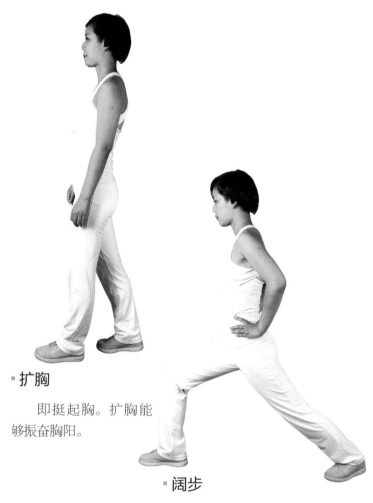

▪ 扩胸

即挺起胸。扩胸能够振奋胸阳。

▪ 阔步

即迈大步。这时肌肉的拉伸运动幅度增加，肌肉更能得到充分锻炼。

▪ 昂首

即抬头。这个动作可以矫正最常见、最容易导致颈椎病的低头姿势。

杨力提示

工作时，别忘了给你的眼睛"松松绑"

通过按摩眼部周围穴位，使眼内气血通畅，改善神经营养，从而达到消除睫状肌紧张或痉挛的目的。

具体动作：左手或右手的拇指和食指按住眼端与鼻根之间的凹陷处（睛明穴），先下后上反复推压。

工作间隙做做操，一天有精神

一坐就是一个上午，这是上班族的常态。中医讲"久坐伤肉"，其实，久坐不仅伤肉，还会伤身。坐着的时候，脊柱受到的压力是最大的，是平卧时受力的 4 倍。建议上午 10 点半站起来活动一下。

对颈椎病、腰椎病最好的预防方式就是调整姿势，至少不要久坐，尤其坐姿是错误的。如果能经常站起来活动，对先前的错误也是一个有效的纠正，至少避免了脊柱的积劳成疾。

在工作间隙做做操，能够宣通肺气，活动肘关节，活跃周身气血，可以有效预防职业病。

注意事项

每天工作间隙抽 5 ～ 10 分钟时间做做上面的动作，能使自己一整天神清气爽、工作有活力。

▪ 操作方法

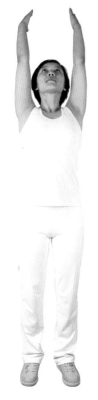 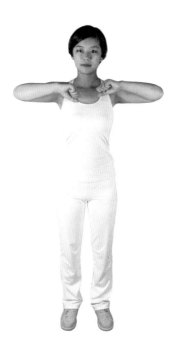 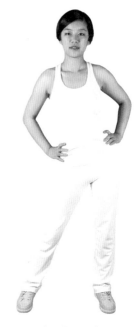

1.仰头挺胸。双臂上举仰头，挺胸吸气；动作还原，呼气。反复 6 次。

2.屈肘运动。双臂平举吸气，屈肘呼气。重复 6 次。

3.转体运动。双手叉腰，向左、向右转体。左右交叉重复 4 ～ 6 次。

夜晚躺下动动足趾，健胃祛体寒

俗话说"十指连心"，这个"指"指的不仅是手指，还包括足趾。

▪ 脾胃功能好，阳气就旺盛

中医认为，脾胃最主要的功能就是推动，而推动这种运动的主要动力就是人体的阳气。阳气强盛，脾胃的消化功能自然就强盛，就能祛除人体多余的寒气。夜晚睡前躺在床上，动一动足趾，可以帮助去掉体内的寒气，强健脾胃。

▪ 动足趾这样做

做法：活动足趾可取仰卧位或坐位，将两足趾同时向上跷或交替跷足趾，也可用抓、放松相结合的方式练习足趾，对经络形成松紧交替刺激。在早上起床后或晚上睡觉前，也可用手按压、揉搓足趾，或用两足足趾相互交替着搓。反复多次，至有热感。

▪ 功效

有意识地反复活动足趾可刺激局部胃经穴位，持之以恒会逐渐增强胃肠功能，达到健脾胃、祛寒邪的保健作用。尤其是脾胃虚寒的人可以多做。

注意事项

动足趾不受环境限制，无论是上课还是上班，有机会就可以练习，人人皆宜。但需注意，不宜在过饱或者过饿的情况下进行。

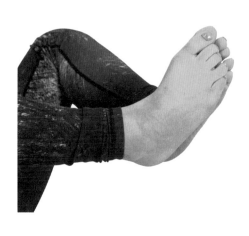